DOCUMENTS CHIRURGICAUX

DU

DOCTEUR PIERRE FLORET

DOCUMENTS CHIRURGICAUX

DU

DOCTEUR PIERRE FLORET

DE SAINT-JEAN-DE-LOSNE,

ANCIEN CHIRURGIEN INTERNE DE L'HÔTEL-DIEU DE LYON,

confiés aux soins de M. le docteur G. L. pour la rédaction

ET ÉDITÉS PAR LE FRÈRE DE L'AUTEUR

THÉODORE FLORET.

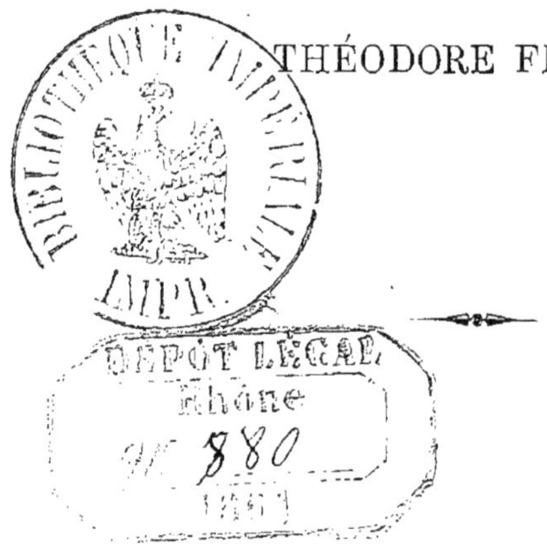

LYON

IMPRIMERIE D'AIMÉ VINGTRINIER

QUAI SAINT-ANTOINE, 35

1861

A MONSIEUR THÉODORE FLORET.

MON CHER MONSIEUR THÉODORE,

Vous avez sans doute réfléchi, qu'à moins de quelques circonstances exceptionnelles, le souvenir d'un praticien, même éminent, ne survit pas longtemps après sa mort, car la reconnaissance la plus légitime et la mieux acquise ne saurait franchir la génération qui l'a contractée. Il n'y a que ce qui est transmissible qui peut donner le droit d'appartenir à l'histoire et les cures les plus brillantes ne sont pas un titre pour y aspirer. Le talent du médecin et du chirurgien, s'il est consacré exclusivement à la pratique, ne peut avoir d'autre compensation que celle qui se rattache aux œuvres humanitaires; ordinairement pratitiquées sur une échelle restreinte, leur écho ne dépasse pas la ville ou le quartier où elles se sont accomplies, et ne parvient pas aux oreilles de la postérité. Pour qu'il en soit autrement, c'est-à-dire, pour que ceux qui viendront après soient engagés à conserver religieusement le souvenir de ces hommes qui se sont dévoués entièrement à l'exercice de leur art, il est indispensable de suppléer à la fugacité des résultats, tant prodigieux soient-ils, par quelques productions scientifiques ou littéraires qui mettent à même les autres de pouvoir renouveler les mêmes exploits et réaliser les résultats qui ont illustré la vie du praticien qui meurt.

L'affectueuse pensée de réunir en un seul volume les quelques documents chirurgicaux laissés par le docteur Floret, votre frère, et de faire ressortir la part qu'il peut revendiquer dans l'accomplissement du progrès que la chirurgie moderne a réalisé, tout en témoignant de votre estime envers un frère qui vous aimait autant que vous le chérissiez, satisfait au double but de rendre justice à la mémoire d'un homme trop savant pour ne pas être modeste, et de nous faire profiter, nous qui lui survivons, de son expérience et de ses découvertes.

Je ne vous cache pas, cependant, que les documents scientifiques dont vous m'avez confié la mise en ordre laissent désirer deux conditions auxquelles l'on ne saurait suppléer qu'arbitrairement. Il est tout naturel de penser que les notes pratiques que j'ai sous les yeux ne devaient servir au docteur Floret que de points de repère mnémotechniques pour, lorsqu'il se serait décidé à les coordonner, en faire plus tard ressortir la liaison et les enseignements. Ces notes indiquent, il est vrai, quelques raisons critiques qui l'ont amené à modifier la méthode curative de certaines maladies, et à perfectionner des instruments qu'il doit avoir reconnu défectueux, s'il a cru nécessaire d'en changer la disposition ; mais tout cela n'est pas indiqué avec toute la précision qu'il se réservait d'atteindre plus tard. En outre, et ceci est encore plus irréparable, les observations cliniques ne présentent aucune prise à une généralisation quelconque, ni elles n'ont ce caractère d'évidence descriptive qui est le cachet des observations correctes. Sans doute que ces imperfections auraient disparu sous la plume de Floret, mais vous comprendrez qu'elles risquent de s'aggraver, si en y mettant la main on n'est pas assez heureux pour s'inspirer du véritable point de vue sous lequel elles ont été conçues.

Je sais que la chirurgie est plutôt l'art des spécialités, par la raison que les maladies chirurgicales sont avant tout des maladies locales. Je connaissais assez le docteur Floret pour savoir ce qu'il pensait en fait de généralisations et d'appréciations systématiques qu'il évitait avec beaucoup de soin, de crainte, peut-être, de nuire à sa tendance éminemment pratique. Cette tendance s'aperçoit même dans ses notes, qui ne se rapportent qu'à des faits et à des observations isolés. Ce n'est qu'une collection de monographies pathologiques ou de descriptions d'instruments qui lui ont servi en différentes circonstances. Loin de trouver cette méthode par trop empirique, nous nous plaisons à reconnaître que Floret ne pouvait pas faire différemment, puisque les règles générales ressortent de l'expérience, et ne sauraient la précéder que dans le cas d'expériences déjà accomplies par d'autres. Tout occupé à créer de nouveaux faits, Floret devait nécessairement épuiser sa tâche d'expérimentateur avant de songer à établir des principes scientifiques qui auraient été le complément de ses observations, et la pierre d'attente pour d'autres chirurgiens aussi entreprenants que lui. La mort est venue le frapper à moitié de la mission qu'il s'était donnée, et à l'instar de son maître et cousin Bouchet, il laisse des matériaux, précieux sans doute, mais en grande partie à l'état de souvenirs exclusivement cliniques.

Ces notes et ces observations ne se rapportent qu'à un nombre fort restreint de maladies, à quelques instruments perfectionnés et à quelques remèdes dont il a contribué incontestablement à rehausser l'importance thérapeutique par la hardiesse et l'habileté qu'il a employées en s'en servant. Témoin oculaire des applications caustiques à durée indéterminée, je me suis dit maintes fois que peu s'en faut que l'intrépidité du bistouri de Gensoul, ne fût surpassée par la résolution courageuse de Floret à contester au fer et au feu leur suprématie en faveur des substances chimiques les plus dévastatrices des tissus organisés, mais d'une application beaucoup moins douloureuse et d'un résultat plus avantageux. Si aujourd'hui une bonne partie des opérations sanglantes a été remplacée par les caustiques; si l'on a appris qu'au moyen des cautérisations on aboutit à des résultats plus sûrs et plus heureux; si l'on a élargi le domaine des substances caustiques jusqu'à les porter dans les régions du corps les moins accessibles à l'œil et à la main, l'on peut dire que Floret plus que tout autre a contribué à cette substitution qui est presque une réforme.

J'ai dit qu'il a contribué à cette importante innovation chirurgicale, car il n'a pas été seul à la réaliser. Bonnet entre autres (une des illustrations de la chirurgie lyonnaise) a eu la même idée de se servir des caustiques pour atteindre les maladies des organes cachés, et il a employé ces caustiques coup sur coup jusqu'à désorganisation et ablation complète des parties malades et de la mise au jour des tissus bien portants. De même que Floret, Bonnet a poursuivi cette idée avec ténacité et une conviction profonde d'ouvrir une nouvelle carrière de ressources chirurgicales. Aussi Bonnet partage-t-il avec Floret (il est juste de le reconnaître) le mérite de cette transformation de la chirurgie, au point même qu'il serait difficile de préciser lequel de ces deux chirurgiens a été le premier à concevoir cette idée et à la mettre à exécution. L'on peut dire cependant que si Floret s'inspirait de temps en temps aux lumières de son confrère et ami Bonnet, celui-ci à son tour montrait une déférence toute particulière à Floret, dont les conseils étaient toujours empreints de cette conviction si salutaire pour l'humanité souffrante, d'épargner les opérations qui ne sont pas indispensables et de causer la moindre douleur et le moindre dommage lorsque ces opérations deviennent nécessaires. Quelle que soit la part que chacun de ces deux compétiteurs peut revendiquer, l'impartialité nous impose de les mettre au même rang, puisque si quelques publications scientifiques plaident en faveur de l'antériorité de Bonnet, le grand nombre d'observations laissées par Floret et leur date tendent à prouver que si Floret n'a pas pour lui le mérite exclusif de l'initiative, il est cependant un des premiers qui ait entrevu tout le parti que l'on pouvait tirer de l'usage des caustiques largement employés. Si à l'instar de quelques praticiens qui ont un soin tout spécial de tenir au courant le public de leurs faits et gestes (de leurs réussites particulièrement), Floret avait publié ses premières observations, sa modestie ne serait pas aujourd'hui un obstacle pour trancher une question de priorité, qui, à vrai dire, pour moi n'en est pas une, étant à même comme témoin oculaire d'affirmer qu'il se peut que Floret ait eu des collaborateurs, mais que certes il n'a eu besoin ni de l'exemple ni des leçons de personne pour entrer hardiment dans cette nouvelle route.

Voilà un titre incontestable à la reconnaissance de la postérité; mais ce n'est pas le seul dont Floret puisse se vanter. Pour profiter des avantages qui se rattachent à l'emploi des caustiques, il fallait préalablement expérimenter quelle était, parmi toutes les substances de cette catégorie, celle qui méritait d'être préférée sous le double point de vue d'agir plus profondément et d'une manière plus sûre. Le feu cautérise superficiellement, car le raccornissement instantané qui s'opère par l'ustion intercepte le passage à l'action du feu même. Les acides minéraux cautérisent eux aussi à la surface, peut-être parce que le nouveau corps qu'ils produisent devient imperméable et que l'acide entré en combinaison, ou même se conservant inaltéré ne peut pas franchir les premières couches désorganisées. L'arsenic et ses préparations cautérisent plus profondément, mais la crainte qu'elles puissent être absorbées est une raison suffisante pour ne pas s'en servir. On peut en dire autant de beaucoup d'autres caustiques dont l'action est trop légère comme le nitrate d'argent et le nitrate acide de mercure, ou d'une action dangereuse comme les préparations tirées de substances éminemment toxiques.

Après de nombreux tâtonnements, Floret dut s'arrêter à l'emploi du chlorure de zinc proposé naguère dans la pratique chirurgicale par M. Canquoin, de Dijon. Incontestablement ce sel agit plus puissamment, car il ne produit pas une escharre imperméable à son action subséquente. L'on dirait que les tissus s'en impreignent, ce qui permet à ce sel d'atteindre à des profondeurs plus considérables, non cependant sans subir un degré d'atténuation dans son efficacité qui aboutit à une simple action astringente dès qu'il arrive à toucher les tissus sains. Floret s'était aperçu de cette action modificatrice et profonde, et logiquement il a été amené à l'idée de la mettre à profit en réitérant l'application de la pâte de Canquoin toutes les fois qu'une première application n'avait qu'effleuré la partie malade, car deux moyens se présentaient pour aboutir à la destruction complète des couches qu'il faut enlever pour atteindre à la couche saine : 1° la permanence indéterminée du caustique; 2° la réapplication à chaque chute de l'escharre, et cela autant de fois qu'il faut pour exporter les parties indurées, les kistes, les chairs fongueuses, les tissus en un mot que l'on veut détruire. Aussi hardi qu'heureux, Floret ne reculait devant aucune considération tant que le caustique n'avait pas complètement répondu à son attente. Il était convaincu qu'une cure laissée à moitié est plus qu'une cure manquée; elle est une cure aggravante dans ce sens que l'ulcération produite par le caustique sur un tissu dégénéré ne peut ne pas contribuer à une issue plus promptement funeste. Aussi désapprouvait-il la manière de procéder de quelques praticiens timides, qui se bornent à quelques applications caustiques fort superficielles, en y renonçant même avant avoir touché, pour ainsi dire, au véritable siége du mal.

Ni l'amputation du col de la matrice proposée par Lisfranc, ni la cautérisation par le feu n'ont été reconnues utiles dans le traitement des affections carcinomateuses de cet organe. Si l'on se tenait strictement à la lettre des aphorismes d'Hippocrate, les squirrhes et les carcinomes de matrice seraient incurables, puisque *quæ ignis et ferrum non sanant, ea incurabilia putare oportet.* Il n'en est pas ainsi cependant, car grâce à l'emploi méthodique des caustiques chimiques, l'on est parvenu à exporter toute la partie du col atteinte par la maladie, sans exposer la malade à des inconvénients de quelque importance. Je ne pense pas qu'aucun chirurgien se soit servi de la pâte de Canquoin dans les carcinomes du col de la matrice plus souvent et avec autant d'insistance que l'a fait Floret, et, il faut le dire, avec autant de succès, quoique ce traitement exige, lui aussi, d'être appliqué à propos sans quoi il ne saurait aboutir à aucun résultat satisfaisant. Malheureusement, dans la pratique chirurgicale, l'on n'a pas toujours le choix du moment pour opérer et moins encore lorsqu'il s'agit des maladies de matrice qui très-souvent ne l'emportent sur la retenue de la malade que lorsqu'elles ont dépassé les limites de la curabilité. Si l'on tient compte d'une autre circonstance, c'est-à-dire que parmi les maladies de matrice qui peuvent exiger l'emploi des caustiques, les unes parcourent leurs phases avec une promptitude effrayante, tandis que d'autres marchent beaucoup plus lentement, et que, s'il y en a un certain nombre qui ne franchissent pas le col, il y en a aussi qui envahissent et se propagent à tout le corps de la matrice, à d'autres systèmes et à d'autres organes pour se transformer en maladies diathésiques, l'on se convaincra aisément de l'impossibilité, de la part du chirurgien, de proportionner le remède au mal, et de la probabilité et presque de la certitude de non réussites. Quoique Floret eût acquis une aptitude extraordinaire à juger de l'époque et de la gravité de la maladie, cette aptitude cependant ne justifiait pas toujours à ses yeux l'inopportunité des cautérisations pour s'en abstenir dans le cas d'un diagnostic douteux, se rappelant sans doute que dans les maladies qui ne laissent aucun espoir de guérison, ou qui ne sont pas bien déterminées, *melius est anceps experiri remedium quam nullum.* Il s'exposait ainsi à des insuccès ; mais il s'y exposait avec connaissance de cause, et pour acquit de conscience.

Une longue pratique sur les maladies de matrice, une connaissance détaillée de la structure et des rapports de cet organe avaient mis Floret à même de se prononcer avec assurance, lors même que les symptômes, par leur ambiguité, ne se prêtaient pas à se laisser ramener à une dérivation précise. Nonobstant le nombre et la nature des moyens investigateurs qui sont à la portée du chirurgien, le diagnostic des maladies de matrice n'est pas aussi facile qu'on serait tenté de le croire, et l'application des caustiques n'est pas toujours indiquée. *Medicus siquidem suffecerit ad cognoscendum sufficiet etiam ad sanandum.* Une fois abrité derrière un diagnostic exact, et sachant à quel ennemi il avait affaire, Floret pouvait lui livrer combat, quand même il était persuadé de l'insuffisance des armes qu'il pouvait lui opposer. Il réussissait ainsi à exploiter les quelques chances que présentent les cas douteux, malgré leur gravité.

Les médecins, même les plus familiers au style didactique, ne sauraient léguer à la postérité leur aptitude à pronostiquer; c'est une prérogative que l'on acquiert avec l'instruction, la pratique et le temps, et qui s'évanouit avec l'homme, ce qui n'est pas une raison pour la passer sous silence à l'égard de Floret, comme étant le plus rare mérite auquel un médecin et un chirurgien puissent aspirer. Ce talent qui présuppose une organisation intellectuelle exquise surgit comme une formule dans laquelle viennent se fondre toutes les notions théoriques et pratiques acquises, et par son homogénéité ressemble à une faculté intuitive de l'esprit. Floret avait beaucoup lu, beaucoup étudié le cadavre, beaucoup observé, beaucoup opéré, et de toutes ces sources d'instruction il avait pu extraire grand nombre de matériaux bien compris, au moyen desquels il avait pu s'élever à cette hauteur d'appréciation interprétative qui simule la spontanéité d'un acte instinctif. Floret avait dans toute l'acception du mot le coup d'œil d'un praticien.

L'application des caustiques présente quelques difficultés lorsqu'il s'agit d'organes internes. Toutes ces difficultés ont été vaincues heureusement par le docteur Floret. La construction de ses spéculums pouvant servir non seulement à mettre au jour le col de la matrice, mais à le contenir, et à maintenir au contact du col le sparadrap caustique tout en empêchant la sortie de la sanie qui coule pendant l'application, cette construction, dis-je, ne laisse rien à désirer. Bonnet le reconnaissait et le témoignait hautement, puisqu'il avait adopté, dans sa pratique, les instruments inventés et perfectionnés par Floret.

Floret n'était pas seulement intelligent et adroit en chirurgie, il l'était particulièrement aussi en mécanique, et maints petits instruments inventés et exécutés par lui, ainsi que ses préparations ornithologiques, en font foi. Son porte-nœuds, pour la ligature des polypes, suffirait pour démontrer l'exactitude de notre appréciation, si les modifications heureuses apportées aux instruments dilatateurs de l'urètre ne venaient pas aussi appuyer notre jugement.

Voilà ce que votre frère a légué à son art et à ses confrères. Il n'a pas laissé, comme vous voyez, des matériaux en assez grande abondance pour qu'il faille un bien gros volume pour les contenir. Si le mérite des productions littéraires et scientifiques tenait au nombre des pages, Floret, certes, ne pourrait pas soutenir la concurrence avec d'autres écrivains qui ont passé leur vie à faire des livres. Floret n'a presque rien publié, et il laisse un nombre fort restreint de documents. Malgré cela, il ne faut pas oublier que les deux dentistes américains, Jackson et Morton, à qui l'on doit l'application des anesthésiques à la chirurgie, et qui n'ont fait que cela, ont beaucoup plus fait pour l'humanité souffrante que beaucoup d'autres en épuisant la matière chirurgicale. Floret a accepté de la science contemporaine tout ce qui ne laissait lieu ni à contestation ni à perfectionnements. De tout ceci il n'a tenu ni compte ni note, regardant comme tout naturel qu'un chirurgien connût son art, et pensant qu'il importe fort peu qu'il en donne des preuves en publiant chaque détail de sa pratique ou chaque observation, ce que tous sont à même de pouvoir faire. Ce ne sont que les inventions heureuses, les aperçus nouveaux, les perfectionnements dans les procédés d'opération qu'il est utile de faire connaître et qui du même coup donnent droit à la renommée que l'on demande à la publicité. Floret n'a jamais songé à ce double intérêt qu'il y a à produire ses idées, et conséquemment il n'a pas profité des avantages qui s'y rattachent.

Floret avait atteint le sommet de l'échelle chirurgicale malgré les conditions les plus désavantageuses, et malgré, disons-le, le manque absolu de tactique à l'aide de laquelle il aurait pu en paralyser les conséquences. Confiant dans ses propres ressources, il est parvenu à se former une clientèle qui par cela même qu'il la devait à ses réussites, s'est montrée la plus constante.

Il aurait pu concourir pour le majorat de l'Hôtel-Dieu ou d'un autre hôpital. Mais, peut-être, se faisant une idée exagérée de la grande responsabilité qui pèse sur les chirurgiens-majors, et se jugeant, sans contredit, trop sévèrement, a-t-il reconnu que les charges de cette place étaient incompatibles avec ses moyens. Entre celui qui sait qu'il ne sait pas tout et celui qui sent de pouvoir tout embrasser, il y a toute la distance qui sépare la modestie de la hardiesse. Pour concourir, il faut sentir de savoir, et Floret ne tenait compte que de ce qu'il lui restait à apprendre. Là où d'autres puisent un motif pour redoubler leurs efforts, Floret trouva un sujet de découragement, puisque, dans sa bonhomie, il s'est peut-être imaginé qu'il fallait apporter à la place du majorat des connaissances complètes, tandis que par contre il ne faut apporter que l'aptitude à acquérir toutes celles que cette place met à même de se procurer. Floret se trompait, comme le public, en croyant de bonne foi que l'élu doit sortir du concours quelque chose de plus que n'est et que ne peut être un jeune homme instruit et intelligent, qui vient demander à la place du majorat de nouvelles occasions pour s'instruire encore. Il s'agit de devenir ce qu'on n'est pas jusque-là, et la témérité qui, dans bien des circonstances, tient lieu de véritable mérite, conduit souvent les audacieux à l'acquérir plus tard.

Floret, plus sûr de lui-même et plus entreprenant, aurait sans doute traversé le majorat avec assez de distinction pour que son nom pût figurer parmi tous les noms glorieux dont la chirurgie lyonnaise est en droit d'être fière. Je ne me dissimule pas cependant que, sans un changement complet d'opinion à son égard, malgré son mérite réel, il n'aurait réussi peut-être qu'à rester obscur, comme Bajard, dont la renommée n'a jamais dépassé, pour ainsi dire, l'ombre de son clocher. Pourquoi cela, puisque Bajard, sans contredit, était un chirurgien aussi intelligent qu'adroit, et que Floret avait donné des gages de posséder l'une et l'autre prérogative? C'est que l'un et l'autre ont toujours trouvé une véritable satisfaction à se cacher, dédaignant de donner la moindre importance à leurs exploits, et se sentant trop au-dessus de l'emploi de tous les petits et grands moyens à l'aide desquels l'on tient vif le feu sacré de la confiance publique.

Tout jeune chirurgien qui ne concourt pas ou qui succombe à l'épreuve, voit s'élever devant lui, dans la personne du vainqueur, une concurrence redoutable, avec laquelle il aura à compter toute sa vie. Malgré cela, Floret, sans d'autre secours que le prestige qui se rattache à l'inconnu et les plaidoyers de quelques amis et connaissances, a pu se frayer une route à travers tant de réputations solidement établies et brillamment conquises. Sa clientèle s'est accrue de proche en proche, parce qu'il n'avait pour lui que les bonnes informations que lui gagnaient ses réussites. Un médecin peut être heureux, le chirurgien ne saurait l'être que lorsqu'il sait l'être. Mille circonstances peuvent travailler à ce qu'un médecin réussisse dans sa pratique; deux seules assurent le bonheur du chirurgien, et ces deux seules sont toutes personnelles, l'habileté et l'intelligence. Ni le hasard, ni la nature médicatrice ne décident de l'issue des opérations chirurgicales; Floret en un mot réussissait, il était donc intelligent et habile.

Si les limites d'une simple notice consentaient à ce que je misse en relief toutes les prérogatives dont il était doué, il me serait facile d'emprunter à mes souvenirs et aux souvenirs de ses nombreux amis, assez de matériaux pour démontrer que personne plus que

Floret n'a droit à nos regrets et à notre estime. Je ne toucherai pas cependant à aucune particularité de sa vie, laissant à d'autres plumes plus exercées que la mienne à rappeler les vicissitudes intimes d'une existence entièrement consacrée à ses malades, à sa famille et à son art. Ce serait d'ailleurs empiéter sur le domaine de l'éloge et m'exposer ainsi à une tâche au-dessus et en dehors du rôle dont vous m'avez honoré, qui, ne demandant de ma part qu'un peu de temps et de patience, n'est pas absolument incompatible avec mes forces.

Toutefois, je m'empresse de reconnaître que si facile que soit une rédaction quelconque, surtout lorsqu'il ne s'agit que d'aligner les unes après les autres des observations cliniques toutes rédigées, vous auriez pu choisir parmi les nombreux chirurgiens et médecins, amis de votre frère, un interprète capable de mieux comprendre et de mieux faire ressortir la portée des aperçus scientifiques que renferment des documents se rapportant à une branche de l'art de guérir tout à fait distincte de la science médicale proprement dite, et qui sont par cela même presque en dehors de la spécialité de mes études.

Malgré cela, je n'ai pas hésité à me charger de la mission dont vous m'avez honoré, convaincu que la meilleure manière de rehausser la valeur de cette publication, était de ne rien ajouter et de ne rien retrancher au manuscrit que vous m'avez confié, et de le transmettre tel que Floret nous l'a légué. Sous ce point de vue, je pouvais mieux que tout autre remplir le but de ne pas altérer le texte tout en voulant le perfectionner, car il m'était facile de résister à une tentation que le manque de connaissances spéciales m'interdisait même d'avoir.

C'eût été, je l'avoue, une bonne occasion pour moi, de pouvoir, au moyen d'une analyse détaillée ou de quelques commentaires, associer mon nom à celui d'un ami avec lequel j'ai eu plus d'une fois l'opportunité de m'instruire; mais le parti pris de rester strictement dans les limites de simple rédacteur m'oblige même à garder l'anonyme, dans la crainte que l'on puisse me soupçonner d'une ambition que je n'ai pas.

Veuillez agréer mes salutations empressées, et croire aux sentiments affectueux avec lesquels j'ai le plaisir de me dire,

Votre dévoué,

G. L....

DOCUMENTS CHIRURGICAUX

—

PREMIÈRE PARTIE.

Les observations cliniques que Floret a jugé mériter une mention spéciale se rapportent, les unes à quelques maladies chirurgicales externes, les autres aux maladies du canal de l'urètre et de la matrice. Comme si ces observations eussent dû former la matière de deux publications séparées, elles ont été consignées en deux cahiers distincts. La première série a pour titre : *Observations sur l'emploi des caustiques pour suppléer à l'insuffisance des autres agents thérapeutiques*. La seconde : *Observations sur les maladies de l'utérus, recueillies par le docteur Floret, et traite-*

ment par les caustiques de quelques affections fongueuses, carcinomateuses, chancres rongeurs de la peau, lupus, etc.; caustiques et cautérisation, modification, substitution et élimination.

Voici l'énumération des observations contenues dans la première série :

1° Ulcère rongeant de la paupière;

2° Tumeurs fibreuses de l'olécrane;

3° Fongus hématode à l'épaule;

4° Tumeur hématode à la lèvre inférieure;

5° Loupe stéatomateuse de l'aisselle;

6° Ulcères-calleux des deux jambes;

7° Fongus hématode de la jambe;

8° Kéloïde du sternum;

9° Loupe stéatomateuse enkistée de l'aisselle;

10° Ulcère rongeant de la paupière supérieure, du nez et de la joue;

11° Verrue de la joue dégénérée;

12° Kiste de la tyroïde;

13° Chancre induré;

14° Parotide squirrheuse;

15° Varices et ulcère variqueux;

16° Pustules vénériennes;

17° Chancre urétral reparaissant sur la couronne du gland.

Ce serait faire de la besogne peut-être fort peu utile que de transcrire l'histoire détaillée de toutes les maladies guéries au moyen de l'application méthodique des caustiques chimiques, car tout le monde peut parfaitement se faire une idée de quelle manière on doit procéder dès que l'on sait comment Floret a procédé lui-même dans toutes ces circonstances. Parmi ces observations, cependant, il nous paraît convenable d'en choisir quelques-unes de plus marquantes, ayant trait à des maladies fort graves soit par leur nature, soit par le siége qu'elles occupaient. Nous croyons que ces observations méritent d'être rapportées, car outre qu'elles serviront à démontrer la difficulté de l'opération, elles témoignent incontestablement de la bonté de la méthode, puisque le traitement a été couronné de succès, circonstance que l'on ne saurait assez apprécier lorsqu'il sagit de méthodes curatives insolites et d'une application aussi chanceuse.

Je laisse parler Floret.

PREMIÈRE OBSERVATION.

Parotide squirrheuse.

Mademoiselle Bernasconi, rue du Port-Charlet, vint me consulter en mai 1847. Cette demoiselle, âgée de 29 ans, d'un tempérament bilieux, d'une santé frêle, éprouvait fréquemment des malaises gastralgiques. Elle avait eu dans son enfance une teigne faveuse qu'elle fit disparaître par des lotions fréquentes d'eau froide sur la tête.

A l'âge de 14 ans, une tumeur se déclara dans la région de la parotide droite. Cette tumeur peu volumineuse fut suivie par l'apparition d'autres qui, se réunissant toutes, formèrent une tumeur informe qui ne fixa pas beaucoup l'attention de la malade. Plus tard, comme cette tumeur faisait une saillie plus prononcée à l'angle de la mâchoire, la malade s'adressa au docteur Brachet qui lui conseilla des frictions avec la pommade iodurée qui n'amenèrent aucune diminution dans le volume de la tumeur. Le docteur Ozanam aussi fut consulté : il ordonna une pommade appliquée sur la partie, sous forme de frictions, pommade qui devait être escharotique puisqu'elle enlevait la peau.

Mademoiselle renonça au traitement, son médecin espérant que l'époque de la puberté serait plus favorable à la résolution. Chaque année, cette tumeur faisait des progrès sensibles. Au mois de mai 1847, cette tumeur était du volume d'un énorme coing et occupait toute la région parotidienne, s'étendait sur la joue et s'enfonçait dans l'angle de la mâchoire où elle paraissait soudée, recouvrant l'apophyse mastoïde à laquelle elle était adhérente, et soulevant la conque de l'oreille, descendant jusqu'aux deux tiers du cou où elle avait soulevé et aminci le muscle sterno-mastoïdien. La surface était bosselée et chaque bosselure était fluctuante et bleuâtre, surtout à la pointe dirigée en bas. Le reste de la masse avait la dureté du squirrhe. Par la pression, la malade éprouvait des douleurs à l'angle de la mâchoire. Je pris l'empreinte de cette énorme tumeur par un moule en plâtre, où je coulai un spécimen en cire.

Il fallait toute l'adresse et l'audace du plus habile

opérateur pour porter le bistouri dans cette masse que l'on aurait dit soudée à côté la colonne vertébrale, car avec la main on ne pouvait la détacher. Faire une dissection de cette tumeur, en évitant la section des muscles et ménageant les troncs nerveux principaux, les veines jugulaires et les artères carotides, paraissait chose impossible. On ne pouvait faire une ablation complète sans tomber sur l'artère carotide externe, et dans un tissu probablement dégénéré, la ligature n'eût pas réussi. Cependant, témoin et assistant des opérations audacieuses de notre habile chirurgien Gensoul, je n'hésitai pas à lui proposer cette tâche difficile et mon espoir ne fut point trompé. De son côté, Gensoul comptait aussi sur notre vieille expérience.

Le lundi 12 juillet 1847, dans la maison de santé Delaunay, le docteur Gensoul, assisté de son neveu Gensoul, du docteur Pillet et de moi, procéda à l'opération. La malade, placée sur une chaise longue, fut soumise à l'action de l'éther qui, après quelques minutes, provoqua une toux sèche et convulsive, des spasmes nerveux qui durèrent dix minutes. Quand le calme revint, on approcha de nouveau l'appareil à inhalation, et bientôt les soupapes se mirent en mouvement. On finit par obtenir une anesthésie incomplète.

L'opération commença : deux incisions semi-elliptiques cernant la tumeur longitudinalement, la face extérieure fut disséquée en écartant les muscles amincis. La dissection fut poussée aussi loin que possible de chaque côté et partout, de manière à pouvoir détacher avec les ongles la face interne, tout en ménageant les gros troncs artériels. Mais la tumeur était adhérente à la branche ascendante du maxillaire et faisait corps avec le muscle masséter. La conque de l'oreille soulevée par la tumeur, y adhérait par son conduit cartilagineux ; il fallut donc d'abord isoler avec le bistouri la partie de la tumeur adhérente au muscle, et disséquer avec précaution le conduit auditif externe. Jusque-là, aucune artère importante n'avait été ouverte ; mais bientôt l'instrument, arrivé sur les côtés et par derrière la tumeur, porta sur deux ramifications artérielles, qui furent coupées et aussitôt après liées. La tumeur adhérait aussi au muscle digastrique et à l'apophyse styloïde qui se trouvait au milieu de la racine. Il fallut la couper avec des ciseaux. La tumeur ainsi isolée de toute part, tenait encore à l'angle de la mâchoire par une racine de l'épaisseur de deux doigts, et l'on ne pouvait risquer un coup de bistouri à cause de la carotide que l'on ne pouvait éviter. Il fallut se résoudre à passer deux rubans de fil et couper en avant entre le pavillon de l'oreille et le condyle du maxillaire. On avait à éviter l'artère temporale superficielle ; il restait ainsi le bouquet de tissu dégénéré adhérant au conduit auditif.

Le rôle du bistouri finissait, celui des caustiques commençait. — Mais avant d'aller plus loin, disons que la plaie fut pansée par les éponges et une bande roulée, et que les suites de l'opération furent sans inconvénients, de manière que la malade put sortir de la maison de santé le 3 août suivant, avec une plaie qui tendait à se fermer avec beaucoup de promptitude. L'énorme excavation qu'occupait la tumeur se remplissait, et à cette époque il ne restait que la fongosité placée à l'angle du maxillaire, au-dessous de l'apophyse mastoïde et de la conque de l'oreille, la même fongosité que le bistouri n'avait pas pu atteindre. Cet endroit, toujours saignant, ne végétait pas en bourgeons charnus, mais en caroncules dures et douloureuses. Il s'agissait donc de pourvoir à l'insuffisance de l'opération, sans quoi l'on aurait vu reparaître une autre tumeur à la place de celle qu'on venait d'extirper. — L'on se décida naturellement pour l'emploi des caustiques, dans le but d'atteindre, petit à petit, les limites de la tumeur dégénérée. Pour cela il fallut calculer la durée des applications caustiques, pour ne pas dépasser le but ; car, s'agissant d'appliquer les caustiques sur des branches artérielles, il ne fallait pas toucher aux membranes dont elles se composent ; il fallait aussi, après la chute des escharres, surveiller la nature des chairs pour vaincre cette tendance à la fongosité. — Voici comme je m'y suis pris pour atteindre ce double but et pour satisfaire à cette double indication.

Le 3 août, je fis une première application du sparadrap chloruré sur cette surface fongueuse et le laissai une heure.

Le 10 août, je fis une seconde application du même caustique sur le cartilage de l'oreille et continuai le pansement avec des plumasseaux de charpie enduits de cérat ou d'onguent digestif.

Le 31 août, l'excavation était tout à fait remplie ; la plaie d'une bonne apparence, à part cependant sur l'apophyse styloïde, sur l'apophyse mastoïde et la conque de l'oreille, où restait une couche épaisse, grisâtre et dure de tissu dégénéré, d'un aspect blafard.

Le 1er septembre, je fis une autre application de sparadrap chloruré sur tout le tissu malade, que je maintins en place pendant deux heures. J'obtins une escharre sèche et grise qui se détacha le huitième jour.

Ces trois applications caustiques avaient enlevé tout le tissu dégénéré au-delà de la ligature ; mais la plaie pour tout cela ne se fermait pas et offrait toujours cet aspect fongueux avec tendance à repulluler.

Le 1er octobre, l'excavation opérée par les caustiques était remplie par un champignon rouge, saignant, sur lequel je fis une troisième application de sparadrap chloruré que je laissai une heure et demie, la faisant suivre par des pansements d'onguent digestif ou d'onguent basilicum. A la chute de l'escharre je passai à plusieurs reprises le nitrate d'argent sur la surface qui, quoique bourgeonnée, se présentait cependant de meilleure nature.

Dans le mois de novembre, l'aspect fongueux reparaissait, mais moins menaçant. Voyant que la plaie ne se refermait pas encore, je me décidai pour une cinquième application chlorurée de deux heures. Cette cautérisation enleva tout le tissu altéré et mit presque à nu les branches artérielles, seulement recouvertes d'une faible couche de bourgeons charnus. Dès lors, la plaie commença à se fermer rapidement, ne laissant plus, au premier décembre, qu'un mamelon saignant sur le conduit auditif. Je fis donc une sixième application caustique d'une heure et l'escharre tomba neuf jours après. Il y eut une hémorrhagie qui me fit craindre d'avoir percé l'artère temporale. Heureusement cette hémorrhagie coulant lentement et en nappes, je pus l'arrêter par un petit fragment de sparadrap chloruré que je laissai en place trois quarts d'heure. Le sang fut arrêté.

Après cette époque, la plaie s'est refermée rapidement, puisque à la fin de décembre la cicatrisation était complète et assurée.

Cette observation est très-importante à plus d'un égard. A quoi, peut-on se demander, aurait abouti l'opération à l'aide du bistouri sans le traitement successif par les caustiques? Et à quoi auraient servi les caustiques si on ne les avait appliqués avec autant de persévérance et avec discernement? A la première demande on peut répondre par une autre observation relative à la même maladie et à la même opération par le bistouri, chez un habitant de Montbrison, opéré par le même docteur Gensoul, qui, n'ayant pas été suivie de l'application des caustiques a eu, peu de temps après, une suite funeste. Il en serait arrivé de même de Mademoiselle Bernasconi, si Floret, sans se laisser décourager par la non réussite des premières applications, avait laissé la maladie et la malade au point qu'elles étaient à la fin de l'opération sanglante. On peut même se demander si dans une circonstance pareille, ayant à faire cependant avec une tumeur moins volumineuse, l'on ne pourrait pas parvenir à l'enlever sans le secours du bistouri, évitant ainsi les dangers que cet instrument peut causer s'il n'est pas manié par un chirurgien aussi habile qu'était Gensoul ?

Mademoiselle Bernasconi, un peu endommagée dans la régularité de son visage, aujourd'hui, 25 avril 1858, se porte parfaitement bien. Il est à croire qu'une guérison qui date de onze ans ne se démentira pas par la suite.

La dissection de la tumeur a offert, à la vue, une masse très-dure, composée d'un tissu lardacé d'un blanc jaunâtre dans lequel le bistouri n'entrait qu'en crépitant. Plusieurs vacuoles renfermaient un liquide jaune et faisaient sur la peau des saillies de couleur bleuâtre.

La pièce en cire a été déposée au cabinet anatomique de l'Hôtel-Dieu de Lyon.

La question de la curabilité du cancer de la parotide a été agitée au sein de la Société de chirurgie. M. Robert discutant les faits de guérison rapportés par quelques auteurs, émit l'opinion et prétendit même avoir démontré que ces prétendus squirrhes bénins de la parotide, n'étaient autre chose que des cas d'hypertrophie glandulaire. — Floret ne tarda pas à s'inscrire en faux contre ce jugement, et à l'appui de l'opinion contraire de M. Robert, il publia, dans le numéro du 16 décembre 1858 de la *Gazette médicale de Lyon*, l'observation relative à la demoiselle Bernasconi, en concluant ainsi : — L'hypertrophie ne présente pas cet aspect bosselé et cette résistance au toucher, qui caractérise si bien les glandes squirrheuses du sein. L'hypertrophie est souple au toucher, la tumeur est roulante : on détache aisément la glande avec les doigts dans tous les sens : on ne rencontre pas ces adhérences aux tissus fibreux, envahis eux-mêmes par la dégénérescence. Si l'opérateur a laissé un appendice pour éviter la ligature des artères principales, cette surface se recouvre de bourgeons charnus qui ne s'opposent pas, comme dans notre cas, à la cicatrisation.

La tumeur de notre malade mit un grand nombre d'années à se développer. Elle dut d'abord être de nature hypertrophique, mais depuis plusieurs mois la malade y ressentait des douleurs sourdes. Les fonctions digestives étaient sympathiquement dérangées. Il est donc évident qu'elle avait subi la transformation cancéreuse, et l'anatomie pathologique, enfin, ne peut laisser aucun doute sur son vrai caractère. J'ai donc la conviction que le docteur Gensoul a opéré la fille Bernasconi d'une tumeur squirrheuse et non hypertrophique de la parotide.

DEUXIÈME OBSERVATION.

Kyste de la tyroïde : ablation au moyen de cautérisations de 48 heures chaque.

M. Reynier, âgé de 21 ans, habitant depuis son enfance le quai Saint-Antoine, s'était aperçu que son cou avait pris à la base un remarquable développement depuis une sixaine d'années. Comme il chantait dans les chœurs des enfants de Saint-Nizier, il attribuait cette grosseur aux efforts et à l'exercice de son larynx. Depuis deux ans, cette tumeur faisait une saillie arrondie de la grosseur d'une pomme moyenne, qui se reposait sur le sternum, entre les insertions des sterno-mastoïdiens. Ce développement enkisté de la tyroïde avait chassé la trachée et l'œsophage de leur place. La déglutition conséquemment et la respiration étaient gênées, au point que le malade était obligé d'ôter sa cravate pour prendre ses repas et éprouvait ce que l'on nomme vulgairement le *ronchage* des chevaux poussifs.

En 1857, ce jeune malade me fit connaître que sa position était intolérable et me demanda une pommade pour faire fondre, disait-il, son goître. Après un examen attentif, je reconnus qu'il s'agissait d'un kyste qui, se laissant facilement détacher du sternum, permettait de l'enlever au moyen des caustiques, sans avoir à soulever la tumeur avec un trident, ce qui expose les opérés à des épanchements funestes dans le médiastin. Je conseillai au jeune homme de se procurer l'avis du docteur Bonnet, qui trouva que l'ablation n'admettait pas de retard, car la compression de la trachée et de l'œsophage pouvaient compromettre par la suite la santé du sujet.

Le docteur Bonnet et moi nous procédâmes à l'opération, en appliquant sur la tumeur un carré de diachylum au milieu duquel on avait ménagé une ouvertnre ovale de cinq centimètres de long sur trois en largeur. On remplit cette ouverture de pâte de Vienne que l'on laissa en place pendant vingt minutes. Après ce laps de temps on essuya avec soin la plaie faite par le caustique, et à la même place nous mîmes un ovale de sparadrap de chlorure de zinc de la même dimension, que nous laissâmes en place pendant vingt-quatre heures, en le renouvelant ensuite, et cette fois en le maintenant fixe pendant quarante-huit heures. L'escharre commençant à se détacher dès le dixième jour, on enleva avec le bistouri les premières couches et immédiatement après l'on fit une application de sparadrap caustique qui dura vingt-quatre heures. Le dixième jour, on put enlever facilement les couches mortifiées et, de cette manière, nous parvînmes au kyste à la troisième application du caustique. Cette énorme escharre se détacha par une suppuration abondante. Il y eut alors une légère hémorrhagie que l'on arrêta facilement à l'aide de tampons de charpie trempée dans le collodium que l'on tint appliqués au moyen de bandelettes de diachylum. Deux autres cautérisations furent faites sur la surface interne du kyste et le trentième jour de l'opération, les parois du sac étaient exfoliées, mais pas assez pour nous exempter de faire une sixième cautérisation instantanée avec le chlorure de zinc liquide porté sur un bourdonnet de charpie.

Des pansements simples avec la pommade iodée ou la teinture d'iode suffirent pour nous assurer la destruction radicale du kyste. La plaie se ferma rapidement et deux mois après elle était parfaitement cicatrisée.

L'importance de cette observation n'échappera à personne, soit que l'on tienne compte de cette application caustique prolongée, sans qu'elle ait produit aucun inconvénient, soit que l'on établisse le parallèle entre les deux méthodes, c'est-à-dire entre la méthode de l'extirpation par les caustiques, et celle qui consiste en une ponction, et l'introduction successive d'un liquide irritant, dans le but de provoquer une inflammation adhésive. La crainte de l'infiltration dans le médiastin, que Floret appréhendait comme très-difficile à éviter et amenant à des conséquences funestes, se réalisa malheureusement sur une jeune et charmante dame, qui voulant se débarrasser d'une petite tumeur placée sur la partie inférieure du cou et supérieure du sternum, se décida à se laisser opérer, non par les caustiques qui auraient laissé une cicatrice peut-être difforme, mais avec la ponction qui ne devait en laisser aucune. Tout le monde à Lyon fut consterné d'apprendre la mort de cette dame à la suite de l'injection faite par la canule du trois-quarts dont on s'était servi pour pénétrer dans le kyste ; nul doute que la mort, dans cette circonstance, n'ait été la conséquence de l'infiltration du liquide pour injections qui, pénétrant jusqu'à se mettre en contact avec les poumons, aura provoqué une inflammation pour ainsi dire traumatique, dont l'issue a été aussi prompte qu'inévitable. On mettra cet insuccès sur le compte d'une opération qui a mal réussi pour n'avoir pas été faite avec tous les soins possibles ; mais pour peu que l'on réfléchisse, l'on se convaincra aisément de la grande difficulté que présente l'introduction d'un liquide dans un kyste, et plus particulièrement de pouvoir l'y tenir, sans qu'entre les tissus et la canule il ne se forme un passage, qui de proche en proche et au moyen du tissu cellulaire n'atteigne à des profondeurs remarquables. Lorsque le kyste est superficiel, et qu'il n'est séparé du dehors que par la peau ou par une mince couche cellulaire, le danger est infiniment moindre, mais ce danger s'augmente en raison de la profondeur à laquelle est situé le kyste même, car plus la couche est épaisse plus l'absorption est probable. Une autre difficulté présentée par cette méthode opérative se rapporte à la possibilité d'enfoncer le trois-quarts au-delà de la paroi postérieure de la tumeur, dans lequel cas l'infiltration trouve une route toute faite par l'instrument chirurgical. Ainsi une opération qui exige une adresse toute spéciale, et qui, malgré même cette adresse de la part du chirurgien, peut donner lieu à des accidents irréparables, ne saurait soutenir la comparaison avec la méthode destructive par les caustiques beaucoup plus facile à être appliquée, et n'exposant à aucune suite dangereuse.

TROISIÈME OBSERVATION.

Varices et ulcères variqueux de la jambe gauche.

Madame Besson, âgée de 64 ans, présente des varices à la jambe gauche qui datent de vingt ans, et depuis quatre ans elle est tourmentée par un ulcère saignant placé au-dessus de la malléole interne. Cet ulcère se rouvrant très-souvent et à la moindre cause, je la décidai à se soumettre à la cautérisation.

Le 18 février, le docteur Bonnet et moi nous plaçâmes sur le trajet de la saphène interne à la partie inférieure de la cuisse, et à trois endroits, à égale distance, sur la partie interne de la jambe, des carrés de diachylum fenestrés d'un trou ovale de deux centimètres de longueur sur un centimètre de largeur. Sur la surface de la peau laissée à nu par cette ouverture, nous plaçâmes une couche de pâte de Vienne qui fut remplacée une demi-heure après par un ovale de sparadrap de chlorure de zinc qu'on laissa permanent pendant vingt-quatre heures. La jambe fut serrée dans un bandage roulé. L'action du caustique fut très-douloureuse, et le douzième jour, à la chute de l'escharre, les troncs veineux étaient coupés dans toute leur épaisseur. Les plaies se fermèrent promptement et sans accidents. L'ulcère qui avait été également recouvert d'une couche caustique se referma promptement. Aujourd'hui, 25 avril, la guérison des varices et de l'ulcère ne laisse rien à désirer.

QUATRIÈME OBSERVATION.

Chancre urétral guéri par les cautérisations du canal, et reparaissant sur la couronne du gland.

Dans le mois de décembre 1855, je fus consulté par Monsieur C. Depuis deux ans il éprouvait de la difficulté à uriner, difficulté qui augmentait de jour en jour. Il avait aussi un écoulement ancien qui avait résisté à plusieurs traitements et à grand nombre d'injections. Je ne pus obtenir des renseignements bien précis sur les accidents primitifs, ni savoir si le mal avait débuté par un chancre ou par un écoulement. Je crus devoir commencer par le traitement de la localité malade, et à cet effet j'essayaï d'introduire une bougie en étain n° 6 ; mais arrivé à quatre pouces et demi et un peu avant la courbure, je rencontrai une difficulté insurmontable, même avec les sondes n° 3 et n° 2. Je pris une sonde à renflements (Pl. 4), au moyen de laquelle je parvins à franchir le rétrécissement, qui n'avait pas moins de cinq lignes de profondeur. Je retrouvai encore une nouvelle résistance après la courbure de l'urètre, mais enfin je réussis à pénétrer dans la vessie. Cette séance longue et douloureuse fut accompagnée d'un grand écoulement de sang.

Je prescrivis quelques sangsues au périnée, de grands bains, la tisane émulsionnée et le repos.

Huit jours après, lorsque l'inflammation fut calmée, j'explorai l'orifice du premier rétrécissement avec le porte-empreinte qui me donna l'assurance qu'il existait une bride épaisse, et que l'orifice était en arrière et à gauche. Je cherchai donc à franchir tous ces obstacles avec la sonde à olive n° 2, et après quelques minutes de tâtonnements je pénétrai et je sentis encore une résistance de quelques lignes. J'arrivai ainsi au deuxième rétrécissement, plus facile à franchir. Malgré cela, l'introduction de la sonde n° 3 se fit aussi avec autant de peine qu'à la première séance et avec hématurie abondante. Repos de huit jours et mêmes prescriptions.

Après m'être assuré de la route tortueuse et de la distance respective de ces deux rétrécissements, connaissant le trajet que la sonde avait à parcourir sans crainte de dévoyer, j'eus recours à ma sonde à renflements gradués, et je pus ainsi arriver en une seule séance du n° 3 aux nos 7 et 8 en déchirant les obstacles, et sans refouler la muqueuse, comme il est facile de faire avec un cathétérisme forcé au moyen de bougies d'étain. Par l'usage de ma sonde le premier numéro étant franchi, il est déjà au second rétrécissement lorsque le n° 2 se trouve au premier, et y est engagé de manière à préciser l'entrée du n° 1 dans le rétrécissement n° 2. De cette manière, et avec cet instrument on évite de faire fausse route, et je dilate progressivement jusqu'au déchirement des brides sans crainte de les refouler. Ces épreuves par la sonde à renflements gradués durèrent trois mois, après lequel laps de temps on a pu passer facilement avec une bougie d'étain n° 9 qui ne présentait plus qu'une faible difficulté à entrer à l'endroit des rétrécissements.

Alors je commençai les cautérisations alternées avec les dilatations, tantôt par la sonde graduée, tantôt par les bougies de Mayor. Ce traitement dura encore deux mois, et à cette époque l'écoulement était presque tari et l'émission des urines se faisait à plein jet.

Les deux rétrécissements, dont le premier était formé d'une bride circulaire, avaient donc cédé au traitement par ma sonde à renflements gradués, combiné avec la dilatation par les bougies, mais lorsque la guérison du canal s'accomplissait, un chancre parut à la couronne du gland, et en même temps les aines devinrent douloureuses. Les ganglions ne tardèrent pas à se développer et à se changer en deux énormes bubons.

Je prescrivis immédiatement un traitement général composé de la tisane des quatre bois additionnée de la liqueur de Vansweten. Malgré l'énergie de ce traitement, survinrent des douleurs à la tête, et les ganglions du cou devinrent également le siége d'un énorme engorgement et, quoique l'on fît, ils ne tardèrent pas à suppurer. Le traitement général fut néanmoins continué pendant trois mois, et, au bout de ce temps, tous les accidents étaient disparus. La solution de iodure de potassium fut continuée encore pendant trois mois, malgré la guérison la mieux assurée.

Cette observation est suivie par la note que voici :

Avant l'invention et surtout le perfectionnement du coupe-brides, était-on sûr d'avoir obtenu une guérison complète des rétrécissements du canal à l'abri de toute récidive? Le traitement, par la dilatation au moyen de bougies, était d'une longueur désespérante pour le malade et quelquefois pour l'opérateur. Les malades s'éternisaient dans le cabinet du médecin, et il m'est arrivé souvent de me rencontrer avec des malades apparemment guéris par nos plus habiles spécialistes, mais dont les brides, seulement distendues, étaient revenues comme avant l'opération.

La dilatation associée et alternée avec la cautérisation donne des résultats plus positifs et plus durables, pourvu qu'après chaque cautérisation l'on attende la chute de l'escharre pour passer à la dilatation du canal, qui se resserre par suite de la cautérisation. Il est donc indispensable d'attendre que l'inflammation soit calmée et que la muqueuse ait acquis sa souplesse ordinaire avant que d'introduire la bougie dilatatrice, car si l'on dilate avant la chute de l'escharre, il arrive que la plaie se resserre par dessous.

La cautérisation bien faite et à propos, si elle atteint profondément la bride, peut amener des guérisons qui ne laissent rien à désirer. Toutefois les nombreux exemples de callosités produites par les cautérisations trop fréquentes, cause de l'incurabilité des rétrécissements, ont fait abandonner cette méthode et ont rendu le chirurgien plus circonspect au sujet de l'emploi des cautérisations.

Pour ce qui concerne l'emploi des moyens dilacérateurs, voici ce que Floret pensait.

La dilacération des rétrécissements par la bougie d'étain de Mayor a produit des guérisons plus durables, toutes les fois que par le refoulement de la muqueuse elle n'a pas été la cause d'accidents graves et souvent irréparables. Entre les mains d'un opérateur habile, sachant discerner les cas où ce moyen est opportun et praticable, la guérison est plus prompte qu'avec la simple dilatation, puisque les brides déchirées et ensuite empêchées de se resouder ne se reproduisent pas. Mais si la bride est trop consistante et non adhérente aux tissus *sous-jacents* elle ne se déchire pas, et par contre elle est repoussée en haut et forme un bourrelet, ce qu'il m'est arrivé d'observer souvent à la suite d'essais malheureux de ce genre. Les accidents dont il est question s'observent plus fréquemment sur la partie droite du canal, et avant la courbure. Mais dans la région prostatique où le canal a des parois plus épaisses, il n'y a pas d'inconvénients à forcer le passage de la sonde à travers un rétrécissement, surtout si la prostate est fixée par le doigt.

CINQUIÈME OBSERVATION.

Ulcère rongeant de la paupière inférieure du nez et de la joue.

Marguerite Jaillet, de condition domestique, âgée de 55 ans, vint me consulter en février 1857.

Cette femme présentait, depuis bien des années, une verrue indolente sur l'os du nez. Écorchée avec l'ongle cette verrue s'étendit, s'enflamma, ce qui n'empêchait nullement la malade de l'irriter très-souvent par des sucs de tithymale, et par d'autres substances plus ou moins acres. Cette plaie s'était changée à cette époque en un chancre rongeant qui avait envahi tout un côté du nez, les deux paupières et l'arcade sourciliaire du côté interne. Les bords taillés à pic étaient d'un rouge violet, et le fond de l'ulcère était jaunâtre, donnant un pus rare et visqueux, d'une odeur *sui generis*.

Cautérisation de cinq heures au moyen du sparadrap de chlorure de zinc. L'escharre couvrait toute l'étendue du mal et formait une dépression noire occupant la commissure des paupières, l'arcade sourciliaire et la racine du nez jusqu'au cartilage. La chute de l'escharre met à nu une plaie ayant un fond de très-bon aspect. Huit jours après, une nouvelle cautérisation sur l'arcade sourciliaire et la racine du nez. On la maintient à demeure pendant trois heures. Pansements avec onguent digestif à la chute de l'escharre.

Le 10 mars, la plaie à l'endroit de l'arcade sourciliaire présentait encore un fond jaune, ce qui me décida à une réapplication du sparadrap caustique, laissé en place pendant quatre heures. On aperçoit un commencement d'exfoliation dans la partie interne de l'os frontal, exfoliation qui fut le prélude de la cessation de tous les symptômes locaux qui auraient pu exiger de nouvelles cautérisations. En peu de temps, la guérison s'était accomplie entièrement.

Cependant, au mois de novembre suivant, apparut un petit point rouge saignant qui nécessita encore une nouvelle cautérisation d'une heure, et produisit une escharre, et plus tard une plaie qui guérit assez promptement.

La guérison dura jusqu'au mois de juillet 1858,

époque à laquelle je pus constater une petite élévation sur la racine du nez, élévation recouverte d'une croûte que j'enlevai avec l'ongle pour la remplacer par un petit carré de sparadrap caustique. Quelques jours après, la plaie n'étant pas fermée entièrement, j'appliquai un petit fragment de sparadrap, qui cette fois aboutit à une guérison incontestable.

Parmi les notes laissées par le docteur Floret, il s'en rencontre une qui se rapporte à la même maladie, qui peut-être, à cause de l'idiosyncrasie individuelle et la nature diathésique cancéreuse, eut une issue funeste, malgré l'énergie avec laquelle on avait employé les caustiques. Ce n'est pas à cette cause que Floret attribua cet insuccès, car, le malade, par la suite de l'assurance reçue de la part d'un médecin que sa plaie allait précipitamment à la guérison, se refusa à se faire cautériser de nouveau, comme Floret l'aurait désiré, car celui-ci s'apercevait que la guérison était incomplète, quoiqu'elle durât depuis dix ans. Au bout de ce temps, le mal reparut, et, sous l'influence de la même incurie de la part du malade, il prit la forme hideuse du chancre rongeur de la face, et le malade mourut dans le courant de l'année 1856.

Quelle que puisse être la cause de cette récidive, il n'en ressort pas moins la nécessité de ne pas s'arrêter dans le traitement avant d'être bien sûr d'avoir extirpé le mal jusqu'à sa racine, car il se peut que le chirurgien soit induit en erreur par une cicatrisation qui lui laisse croire tous les tissus bien portants, tandis qu'ils conservent encore le germe de la maladie. Il est trop fréquent de voir des cicatrices se rouvrir, et plus particulièrement lorsque, à l'affection localisée, s'en ajoute une générale; il ne faut donc pas s'étonner de voir ce fait se produire, lors même que le traitement a été vigoureux et irréprochable. Il sera donc prudent, comme l'enseigne Floret, de ne pas se contenter de guérir la maladie chirurgicale sans joindre au traitement externe un traitement rationnel dirigé vers la neutralisation du principe morbide qui a la puissance de refaire la même maladie qu'on a guérie, ou de la faire apparaître à un endroit tout autre que celui qu'elle occupait la première fois. Qu'un principe morbide engendre les maladies cancéreuses, ou bien que les maladies cancéreuses locales distillent et forment de toutes pièces ce principe qui petit à petit envahit diathésiquement l'organisme, toujours est-il que le chirurgien doit se préoccuper de ce qu'il peut présumer exister en sus de la maladie locale qu'il se propose de guérir au moyen des caustiques. Les anti-diathésiques spéciaux reconnus comme des remèdes neutralisant un principe miasmatique quelconque, doivent être employés pendant la cure locale, et même longtemps après la guérison.

SIXIÈME OBSERVATION.

Tumeurs fibreuses sur l'olécrane.

M. C..., voyageur de commerce vint me consulter dans le courant du mois de novembre 1845, au sujet de deux tumeurs placées au coude de chaque bras, et adhérentes à la face postérieure de l'olécrane. Ces tumeurs sont arrondies et présentent le volume d'un œuf de pigeon. Sur la tumeur du bras gauche, la peau est entamée et laisse voir une surface saignante. La tumeur du coude droit est dure et recouvre par sa base toute la surface de l'extrémité olécranienne. Le malade a eu plusieurs affections syphilitiques traitées incomplètement. On a tenté la résolution des tumeurs au moyen de divers onguents, et on le recouvrait d'emplâtres de Vigo, tout cela sans aucun résultat. L'opération était donc indispensable, et je m'y décidai le 4 novembre en faisant une incision cruciale, avec dissection et ablation. En rasant la base adhérente au périoste et à l'aponévrose, il restait une épaisseur de quatre lignes que je recouvris d'une couche de pâte de Vienne, laissée en place pendant quinze minutes, en pansant ensuite la plaie avec l'onguent digestif. Le 6 novembre, je recouvris la plaie d'une pâte de chlorure de zinc délayé dans la farine de seigle. Après une heure et quart de permanence, je l'ôtai, et il me sembla avoir obtenu une escharre ayant atteint les limites du tissu dégénéré. Le 12, l'escharre se détacha et mit à découvert une surface parsemée de bourgeons charnus de bonne nature; mais tout autour de la plaie restait un bourrelet induré, ce qui exigea l'application d'un cercle de pâte chlorurée. Au bout de quelques jours, la plaie, entièrement débarrassée de toute complication, marcha en peu de temps à une cicatrisation complète.

La tumeur fongueuse du côté droit fut enlevée par deux couches caustiques de deux heures chaque, et la plaie à surface de bonne nature ne tarda pas à se cicatriser. Le traitement interne anti-diathésique au moyen de la tisane de Pollini, de Milan, suivit le traitement local.

Le malade recouvra bientôt la guérison qui ne s'est pas encore démentie.

De cette observation, il résulte que le bistouri ne saurait atteindre avec autant de précision la limite qui sépare le tissu malade du tissu bien portant, que peut le faire la pâte chlorurée, et qu'avec le bistouri l'on ne réussit pas toujours à exporter toute la couche dégénérée à cause de l'importance des parties adjacentes que l'on ne blesse pas toujours impunément. Si pour guérir une maladie chirurgicale de cette nature, il est indispensable d'exporter d'une manière quelconque toute la couche dénaturée, il est évident que ne connaissant pas la limite qui la sépare de la couche saine, si l'on emploie le fer on s'expose ou à ne pas atteindre cette limite, avec danger d'une repullulation, ou de la dépasser en pure perte de substance saine. Deux inconvénients que l'on évite par l'emploi des caustiques que l'on peut réappliquer autant de fois qu'il est nécessaire pour obtenir une plaie de bonne nature.

A l'égard de la convenance qu'il y a dans maintes circonstances de préférer les caustiques au bistouri, l'on peut cependant objecter que le traitement par les caustiques est toujours très-long et d'une issue qui n'est pas toujours certaine, ce qui fait la contre-partie des avantages qui s'y rattachent. En acceptant ces deux objections sans les atténuer aucunement, il me semble toutefois qu'elles perdent beaucoup de leur valeur si l'on tient compte que la durée du traitement n'est pas un désagrément si grave pour que l'on cherche à s'y soustraire au risque de la sûreté du résultat, et que très-souvent les caustiques n'échouent pas par d'autres causes que par un manque de hardiesse de la part du chirurgien. Sans doute que la limite du mal est quelquefois à des profondeurs très-remarquables et qu'il est impossible d'atteindre sans s'exposer à la destruction d'une couche très-épaisse, et, avec la couche, à la destruction de ramifications nerveuses ou vasales plus ou moins importantes. Dans l'application des caustiques, il ne faut craindre ni un inconvénient ni l'autre, car, d'un côté l'on peut lier les artères et les veines s'il existe une hémorrhagie de quelque entité, et de l'autre l'escharre même qui se forme, interceptant le contact de l'air et du nerf détruit, le caustique agit presque, dirait-on, à l'instar d'un remède anesthésique. Combien de fois n'observe-t-on pas que des douleurs atroces ne se calment qu'avec l'application des caustiques, et, dans ce cas, comment expliquer cette action sédative, si ce n'est en la rapportant à la destruction des branches qui sont le siége de la névralgie, et à leur isolement de l'action de l'air? Ces faits ne laissent aucun doute sur l'innocuité des caustiques prudemment appliqués, lors même que pour atteindre le tissu sain l'on est obligé de les réappliquer plusieurs fois. Certes, ni Floret ni Bonnet n'ont méconnu cette nécessité d'être hardi, et certes, ils n'y ont pas manqué ni l'un ni l'autre. C'est à cette hardiesse qu'ils ont dû d'être heureux dans leur pratique.

Je pourrais transcrire d'autres observations consignées dans les manuscrits laissés par Floret, si je me proposais de faire valoir mon ami plutôt par le nombre des cures qu'il a obtenues que par les déductions générales qui découlent de la méthode de traitement qu'il a employée pour y parvenir. Je préfère faire ressortir les principes et les préceptes que d'entasser les unes sur les autres des observations qui, en dernière analyse, ont toutes une même portée et expriment toutes une même pensée, celle de remplacer par les caustiques le bistouri toutes les fois que cet instrument ne saurait atteindre la vraie racine du mal, car dans tous les cas où le chirurgien peut sans danger opérer avec le fer une ablation complète, il est évident que l'on ne saurait en remplacer l'emploi par aucune autre méthode opérative, à cause de la promptitude des résultats et de l'instantanéité de la souffrance. Ainsi, dans plusieurs circonstances, il faudra opérer avec le bistouri tandis que dans d'autres l'emploi des caustiques sera préférable, et dans bien des cas il sera nécessaire d'associer un mode d'opération à l'autre. Voilà une des premières et des plus importantes déductions que l'on peut tirer des observations de Floret, qui ne s'est pas servi des caustiques à tout propos, et qui en a réservé par contre l'usage tantôt à achever l'opération sanglante, et tantôt à agir dans les circonstances où cette opération sanglante n'aurait pas pu être faite sans courir quelques dangers. Dans l'esprit de Floret et de Bonnet (je ne puis pas parler d'un de ces deux chirurgiens sans mentionner l'autre à cause du parallélisme de leurs vues pratiques et de leur collaboration dans les cas graves) l'usage des caustiques a des limites tracées par l'opportunité pathologique et anatomique, c'est-à-dire par la nature et l'étendue du mal, et par les rapports de voisinage des parties affectées.

Autrefois, lorsque le fer devait guérir presque toutes les maladies chirurgicales, l'on n'avait recours aux caustiques que dans les cas où le bourgeonnement des chairs était de mauvaise nature, et le nitrate d'argent ou quelque autre escharrotique étaient les seuls remèdes coadjuteurs. L'insuffisance de ces caustiques a été cause plusieurs fois de l'insuccès des opérations pratiquées le plus adroitement, et cela par la raison de la repullulation qui est presque toujours le dernier pas que la maladie fait vers l'incurabilité. Il fallait donc une ablation complète, et cela ne pouvait s'obtenir qu'à l'aide d'une substance d'action très-énergique. Dès que la pâte de Canquoin a été trouvée l'on peut dire qu'à moins d'avoir affaire à une dégénération au-dessus de toutes ressources, l'on a un moyen pour explorer rationnellement et graduellement les tissus fongueux qui s'opposent à la cicatrisation, et qui, par leur tendance à s'accroître, remplissent bientôt l'excavation pratiquée par le bistouri. C'est dans ces circonstances que le chlorure de zinc doit être employé, en l'appliquant avec la confiance qu'y mettaient Floret et Bonnet.

Pour abréger le traitement par les caustiques, ces deux chirurgiens débutaient souvent dans leurs opérations par enlever autant de tissus malades qu'ils pouvaient en atteindre avec leur bistouri, quoique dans maintes occasions il eussent pu se confier entièrement à l'usage exclusif des caustiques. Après s'être rendu compte de toutes les particularités anatomiques et séméiotiques de la maladie ils se décidaient pour la méthode mixte ou pour la méthode exclusive, selon le degré d'opportunité de l'une ou de l'autre. Ils n'étaient pas cautérisateurs quand même ; ils ne l'étaient qu'à bon escient et lorsqu'il fallait l'être. Leur but n'était pas de remplacer absolument les opérations sanglantes, mais d'augmenter les ressources chirurgicales, par l'adoption d'un moyen qui à son tour ne saurait être remplacé par aucun autre.

Si le bistouri demande à être manié par une main adroite et intelligente, il n'est pas à croire que l'usage de la pâte de Canquoin ne demande pas aussi de la part du chirurgien des connaissances positives anatomiques et pathologiques, que Floret et Bonnet possédaient à un haut degré. Aussi les voyons-nous prolonger la durée de l'application, plus ou moins, selon le but qu'ils veulent atteindre, et selon la nature du danger qu'ils veulent éviter. Dans la destruction du kyste de la tyroïde, la pâte de Canquoin reste appliquée quarante-huit heures, quelques heures seulement sur l'ulcère rongeant de la paupière. L'application du caustique d'une moins longue durée dans le premier cas n'aurait pas réussi ou aurait exigé beaucoup plus longtemps et des réapplications successives; dans le second, une application plus soutenue aurait dépassé le but. Quoique ces précautions préliminaires puissent être considérées comme banales, il n'en est pas moins vrai que ces deux chirurgiens devant employer un remède dont l'action n'avait pas encore été bien déterminée à l'égard du degré de son énergie, ils ont dû plus d'une fois tâtonner pour acquérir l'assurance nécessaire pour ne pas se tromper. Si aujourd'hui est acquise à la chirurgie la vraie manière de se servir de la pâte de Canquoin, aussi loin que possible, c'est que, grâce à Floret et à Bonnet, nous connaissons les rapports thérapeutiques qui existent entre ce remède et les maladies contre lesquelles il est indiqué.

Je ne saurais mieux terminer cette note qu'en transcrivant quelques pensées que Floret a laissées à ce sujet et qui devaient sans doute servir de préface à un traité spécial sur l'usage des caustiques, auquel malheureusement il n'a pas donné de suite.

Renchérissant sur Hippocrate, Floret adopte l'épigraphe suivante :

> Quod ferrum non sanat, ignis sanat ; sed quod ignis non sanat *causticum sanat.*

La chimie moderne nous a permis de faire cette addition à l'aphorisme d'Hippocrate, et tous les médecins qui se sont occupés d'étudier l'action des caustiques sur nos tissus ont pu constater cette vérité.

En effet, les caustiques guérissent soit comme agents modificateurs d'une inflammation chronique, soit comme agents éliminateurs d'un tissu frappé d'affection organique. Lorsqu'ils ont exercé et épuisé leur action destructrice ils portent encore leurs actions modificatrices sur les couches profondes, qui n'ont pas encore subi la dégénération organique, et en agissant au-delà du fer et du cautère actuel, ils peuvent arrêter le progrès de la dégénérescence et produire des guérisons plus durables.

La fréquence des récidives à la suite des opérations par le bistouri a jeté un tel découragement dans l'âme du chirurgien, que plusieurs ont condamné l'opération du cancer par l'instrument tranchant, et que si quelques-uns veulent tenter encore cette cruelle opération, c'est après avoir acquis la conviction, trompeuse souvent, de l'absence de la diathèse.

Quoique, en explorant la plaie produite par l'ablation d'une glande squirrheuse, l'on ne remarque pas le moindre ganglion, cependant après un laps de temps plus ou moins rapproché on commence à distinguer un point sur la surface de la plaie qui ne bourgeonne pas d'une manière franche; c'est une fongosité qui surgit ayant un fond dur, et dans le cas où la cicatrice se serait effectuée, cette cicatrice devient calleuse, d'une couleur brune, tirant sur le violet, donnant parfois des lancées et finissant bientôt par se déchirer et présenter un ulcère à bords calleux, avec suppuration ichoreuse, s'enfonçant et adhérant aux parties subjacentes. Le mal a repullulé sous une forme plus redoutable, et le bistouri ne peut plus en atteindre la limite.

En agissant au moyen des caustiques on peut poursuivre le mal jusque dans ses racines les plus reculées, car si à la chute de l'escharre on voit une plaie d'un aspect rassurant, l'on se borne à un pansement ordinaire qui ne tarde pas à donner de bons résultats ; mais si par contre les bourgeons charnus sont saignants et fongueux, si le fond de la plaie est calleux, suintant une suppuration de mauvaise nature, alors on recouvre immédiatement cette surface d'une nouvelle couche de caustique.

Il est donc hors de doute qu'aucun moyen thérapeutique ne saurait agir d'une manière plus puissante sur nos tissus, ni être appliqué avec plus de probabilité de réussite. Malgré cela, avant de pouvoir dire que les caustiques sont le remède par excellence des affections cancéreuses, il conviendrait de résoudre la question relative à la curabilité du cancer, et à l'époque de la maladie à laquelle elle est possible, car l'on est encore à se demander si dans une affection cancéreuse dont les limites sont accessibles aux agents éliminateurs, la médecine peut nourrir l'espoir d'en arrêter le progrès, ou si par contre, lorsque le malade en est frappé, il est condamné irrévocablement. Quoi qu'il en soit, tout praticien, avant d'opérer, devra s'instruire au moyen d'investigations microscopiques, pour voir s'il y a ou non la cellule cancéreuse, et se décider ensuite entre la médecine curative et la médecine palliative. Bien d'autres renseignements pourront guider le chirurgien dans son diagnostic pour s'abstenir de toute opération, lorsqu'il est certain que la maladie a atteint les proportions d'une affection diathésique.

DEUXIÈME PARTIE.

DES CAUSTIQUES EN GÉNÉRAL ET DE LEUR APPLICATION AUX MALADIES DE LA MATRICE.

L'impuissance des médicaments internes dans le traitement des maladies chroniques de la matrice a conduit naturellement les médecins à diriger leur attention à la médication topique, ayant observé que dans le plus grand nombre des cas les maladies de l'utérus débutent par le col, qui souvent est atteint isolément sans que le corps de l'organe participe à la maladie. C'est donc sur cette partie accessible aux remèdes énergiques que peut se fonder l'espoir du praticien d'arrêter la maladie, but qui ne saurait s'atteindre mieux que par l'usage des caustiques, choisis en vue de satisfaire largement aux médications diverses exigées les maladies de cet organe. J'ai déjà dit que les caustiques agissent en produisant deux séries d'effets dont le chirurgien ne saurait assez se préoccuper : 1° ils déterminent la désorganisation et la mortification d'une couche de tissus, plus ou moins profondément selon le degré d'énergie du caustique même ; 2° les parties qui ne sont pas détruites subissent un travail phlogistique que l'action de la substance appliquée ne parvient pas à frapper de mort. Outre ces deux effets, il en est un troisième qui mérite d'être évalué à sa juste valeur et qui consiste en un resserrement des tissus, en une constriction fibrillaire telle queles substances astringentes en produisent. Ainsi l'action des caustiques peut être représentée par une ligne partagée en trois parties inégales, la première occupée par l'action cautérisante et destructrice des tissus, la seconde par l'action inflammatoire, la troisième par l'action astringente, toutes les trois ne représentant qu'un degré divers d'un mode d'action identique, et dont le cachet particulier à chacune est la résultante du degré d'action même et de l'intensité de la réaction organique, diverse celle-ci selon la profondeur du tissu, et conséquemment entièrement relative à l'énergie des caustiques et à leur aptitude à pénétrer dans la matière organisée.

La connaissance exacte de l'action et du degré d'action des caustiques servira au chirurgien pour choisir celui qui peut mieux satisfaire au but qu'il se propose. Il n'est pas toujours indispensable de cautériser profondément, et dans toutes les circonstances où il n'est besoin que de produire une inflammation artificielle pour rajeunir, pour ainsi dire, une inflammation chronique, les caustiques benins seront préférables aux caustiques à action puissante. Par contre, lorsqu'il existe une indication pressante d'atteindre des couches très-profondément situées, pour les enlever, les caustiques à action superficielle seraient dangereux, attendu qu'ils augmenteraient l'état phlogistique sans aucune compensation. Ainsi, on le voit, le choix du caustique n'est pas indifférent, il est au contraire de la plus grande importance.

Parmi les caustiques à action superficielle, on a les acides, et quelques solutions salines étendues plus ou moins d'un liquide qui en tempère l'énergie aux proportions du besoin.

Les caustiques à action profonde sont les solutions concentrées et les caustiques solides.

L'acide nitrique, l'hydrochlorique et *le sulfurique* en solution sont peu usités, car, comme je viens de le dire, ils sont plutôt irritants que caustiques.

La préparation la plus usitée est la *solution de nitrate d'argent* dans l'eau distillée, que l'on emploie communément dans les engorgements chroniques du col de la matrice. Ce caustique a l'avantage sur le nitrate d'argent fondu, ou pierre infernale, d'atteindre une plus grande surface. Employé à l'état de solution aqueuse très-étendue il suffira à combattre une inflammation chronique, et principalement les inflammations catarrhales. La solution un peu plus concentrée sera employée avantageusement à cautériser les surfaces excoriées ou recouvertes de granulations saignantes. La dose ne peut être fixée, car elle dépend entièrement du genre et du degré de la maladie que l'on a à combattre. On peut la mettre en contact avec la surface que l'on veut cautériser à l'aide d'une pince à érigne, armée d'un bourdonnet de charpie ou d'une éponge qui en seront imbibés. Dans le cas où il faudrait la porter sur le col de la matrice, l'on appliquera le spéculum. Particulièrement dans cette circonstance, il est une précaution essentielle, celle de faire une lotion d'eau froide immédiatement après la lotion caustique, cette détersion mitigeant l'effet irritant du nitrate, sans nuire à son action.

La *solution de teinture d'iode* ne donne pas des résultats aussi satisfaisants que la solution de nitrate d'argent.

Les caustiques éliminateurs étant d'une importance plus grande dans la pratique, méritent une attention plus sérieuse.

Les acides concentrés, tels que les *acides nitrique et sulfurique anhydres* sont de puissants moyens entre des mains expérimentées. Ils pénètrent à une grande profondeur dans les tissus de la matrice; mais ils produisent des escharres irrégulières, étendent leur action sur les parties environnantes, et compromettent ainsi le succès du traitement.

Il en est de même du ***nitrate acide de mercure***, qui peut être employé pour détruire des végétations épithéliales d'un petit volume, ainsi que dans le cas de surfaces fongueuses qui envahissent et déforment le col; mais non dans les affections de quelque entité, car son action très-restreinte a encore cela de désavantageux qu'il est difficile d'en limiter à volonté l'application. Dans les ulcérations cancéreuses du col, je l'ai vu souvent imprimer à la maladie une marche plus rapide et causer des douleurs aiguës très-difficiles à calmer. Si l'ulcère est de nature syphilitique, le nitrate acide de mercure, outre son action caustique en ayant encore une spéciale, modifie heureusement la nature de la surface en neutralisant le miasme qui en est la vraie cause ou une complication redoutable.

J'ai employé ces caustiques sous forme de pâte en les enveloppant dans la poudre de lichen qui est inattaquable. Ce moyen, que Gensoul m'avait communiqué, ne m'a donné que des résultats fort peu satisfaisants. Placés dans la cuvette de mon porte-caustique, j'ai pu les appliquer sur d'énormes végétations fongueuses sans obtenir d'éliminations profondes. La rapidité de leur action, cependant, est une raison pour reconnaître qu'il peut y avoir quelques avantages à s'en servir dans certaines circonstances, quoique cette rapidité soit achetée au prix de l'énergie, car le problème à résoudre, et qui n'est pas encore résolu, renferme deux termes, rapidité et énergie, qui semblent s'exclure mutuellement. Il s'agirait de trouver un caustique capable d'agir à une certaine profondeur pour pouvoir détruire des portions considérables de tissu dégénéré, et cela aussi instantanément que possible. Le seul moyen éliminateur qui satisfait jusqu'à un certain point à ces indications est l'instrument tranchant; mais l'on sait qu'il n'est pas toujours possible, et que lors même qu'il est possible, rarement les circonstances se présentent assez propices pour opérer une élimination complète.

Le *fer rouge* qui effraye beaucoup plus qu'il n'agit, outre qu'il se refroidit immédiatement au contact des liquides organiques que suintent des surfaces ulcérées, a besoin d'être appliqué coup sur coup pour donner un résultat appréciable. Ce qu'il produit presque immanquablement c'est l'inflammation des parties environnantes, comme étant un caustique éminemment irritant, et fort peu dénaturant. L'escharre qu'il produit presque aussitôt qu'il est appliqué semble ne laisser passer que l'action irritante; et ainsi l'action caustique du fer rouge est limitée par son premier résultat, par un racornissement du tissu imperméable à un degré de chaleur qu'il faudrait pour produire une action successive à la première très-superficielle.

La *potasse caustique solide* ou *dissoute dans l'alcool* est un agent éliminateur qui a été employé un des premiers par des praticiens très-habiles. J'ai vu mon cousin et maître, Bouchet, chirurgien-major de l'Hôtel-Dieu de Lyon, s'en servir avec succès dans les ulcérations cancéreuses de la langue. Il agit là où le cautère actuel ne peut plus pénétrer, en produisant des escharres profondes qui se détachent plus promptement que celles produites par d'autres caustiques. Un plumasseau ou bourdonnet de charpie est l'instrument dont on se sert pour l'appliquer. Recouvert d'un morceau d'amadou, on peut le laisser agir pendant un quart-d'heure ou même une demi-heure; mais il est indispensable d'en surveiller l'action, car il a une tendance à s'étendre toujours au-delà de la partie où il est appliqué.

La *pâte de Vienne* produit des escharres pareilles à celles de la potasse caustique, et ce n'est pas étonnant puisque la poudre de Vienne n'est que de la potasse caustique à laquelle on ajoute de la chaux vive ou protoxyde de calcium. L'escharre, néanmoins, est moins déliquescente et permet ainsi au médecin d'en calculer la portée d'une manière plus précise, mais lorsqu'elle est placée sur des tissus moux, fongueux, imprégnés d'humidité, elle forme un magma filant qui tend à répandre son action caustique au-delà de l'endroit que l'on veut cautériser. Il faut donc qu'elle soit renfermée dans une cuvette creuse, comme celle indiquée dans la planche, ou comme celle de la *galerie* de Bonnet pour les caûtérisations rétro-utérines. L'action de ce caustique s'affaiblit après quelques minutes, et ne produit que des escharres de quelques millimètres d'épaisseur. Dans le cas où l'on voudrait persister dans l'emploi de ce caustique pour opérer une cautérisation plus profonde, il faudra déterger la surface de tout le détritus liquide et la réappliquer de nouveau, toujours au moyen de la cuvette dont il a été question. Malgré cela, l'on parviendra difficilement à détruire une surface hérissée de fongosités d'un certain volume, et même après de nombreux et persévérants efforts on est tout étonné de voir repousser rapidement la masse fongueuse comme la tête de l'hydre. Les escharres sont inégales et s'étendent toujours au-delà de la partie que l'on veut détruire.

Ces caustiques préparés avec la potasse et la chaux, en s'emparant de la partie graisseuse des liquides, forment un savon, et perdent ainsi promptement leur action caustique. En effet, lorsque le chirurgien a calculé l'épaisseur qu'il veut donner à l'escharre, il peut laisser indéfiniment et impunément la pastille ou le bourdonnet imbibé de la pâte de Vienne délayée. Après un temps qui n'est pas bien long, l'action de ce caustique est entièrement annihilée.

Ce caustique cependant peut rendre des services appréciables dans toutes les circonstances, que l'on veuille établir un cautère, ou que l'on veuille dénuder une surface recouverte de sa peau ou de son épitélium pour y appliquer après un autre caustique, tel que le suivant.

Le *caustique de Canquoin* ou *chlorure de zinc* est reconnu comme le caustique par excellence, le seul au moyen duquel l'on puisse espérer l'élimination des tumeurs les plus volumineuses. Il a mérité le nom de *pâte anti-cancéreuse* à plus juste titre que la pâte de Rousselot ou la poudre du frère Côme qui ont joui d'une réputation d'anti-cancéreux que rien ne justifie. Ce précieux caustique agit non seulement en déterminant une escharre considérable mais en détergeant la surface de la plaie et la disposant à cicatriser facilement. Le chancre induré, qui résiste souvent au nitrate d'argent et quelquefois au nitrate acide de mercure, a toujours cédé à une application de pâte chlorurée qui donne lieu à une escharre dont la chute met à nu une plaie de bonne nature. Outre la puissance caustique dont jouit ce remède, il a aussi une action astringente dont je me suis prévalu assez souvent et avec avantage pour arrêter les métrorrhagies qui avaient résisté à tous les hémostatiques.

La durée en place de ce caustique est subordonnée à l'effet que l'on veut produire. Ainsi pour la cautérisation d'un chancre une demi-heure suffit, et rarement j'ai dû l'employer plus d'une fois pour obtenir la cicatrisation rapide d'un ulcère qui avait résisté au traitement par les remèdes spécifiques, et aux applications réitérées d'autres caustiques.

Dans le lupus, les chancres rongeants de la face, la dartre phagédénique à fond visqueux jaune, à bords taillés à pic, creusant la racine du nez et l'angle interne des paupières, la pâte chlorurée a pu être tenue en place pendant deux ou trois heures. Une ou deux cautérisations ont suffi pour en obtenir la destruction sans récidive. (Voyez précédemment, 5me observation.) Dans l'induration avec allongement du col de l'utérus, remplissant presque tout le vagin, on parvient à en faire l'ablation complète jusqu'au col du sac utéro-vaginal avec trois ou six cautérisations, selon la durée en place de cette pâte qui varie de quatre à douze heures, et selon la patience et la susceptibilité nerveuse de la malade.

La pâte chlorurée appliquée sur d'énormes choux-fleurs du col de l'utérus et même poussée hardiment dans la cavité de cet organe, remplie par des fongus charnus, ou corps fibreux, a servi admirablement à éliminer en quelques jours, et après trois ou quatre applications, un tissu qui est inattaquable par le fer tranchant, et cela sans courir la chance d'hémorrhagie, phénomène qui complique d'une manière fâcheuse l'opération de l'ablation par le bistouri.

Depuis l'année 1846, j'ai cherché à remplacer les amputations du col de l'utérus par des cautérisations profondes en vue d'obtenir un résultat plus certain, et exempt du danger d'un déplacement de l'utérus et d'une plaie saignante. Ce n'est qu'au moyen de la pâte chlorurée que j'y suis parvenu.

Les racines morbides que laisse le bistouri dans certaines tumeurs adhérentes, et qui peu de temps après l'opération sanglante s'élèvent à la surface de la plaie sous la forme de fongosités saignantes, sont aussi heureusement atteintes par ce caustique. (Voyez précédemment, 1re observation.)

Tels sont les avantages que Floret a reconnu se rattacher à l'emploi du caustique de Canquoin, et qui l'ont décidé à lui donner la préférence. L'action de ce cautère chimique est très-lente, c'est vrai, et sous ce point de vue elle ne satisfait qu'à un terme du problème, laissant l'autre à l'état de désidératum de la science; mais en compensation de cette lenteur d'action, l'usage de ce caustique a pour lui la prérogative de pénétrer très-profondément dans les tissus désorganisés, de ne produire qu'un degré d'inflammation qui ne donne aucune crainte, et de constiper les tissus sous-jacents, de manière à les mettre en état de réagir physiologiquement contre les empiètements du mal. L'on peut se servir de ce caustique lorsque le bistouri est impuissant à enlever toute la partie malade, soit à cause du siége de la maladie placée en dehors de la portée du fer tranchant, soit à cause des accointances du mal avec des systèmes très-importants, et que l'on ne pourrait blesser sans compliquer l'opération.

En attendant que l'on trouve une autre substance caustique ou un autre procédé de cautérisation qui satisfasse complètement au *tutò, citò, et jucundè* de Celse, l'on pourra se contenter d'agir avec la pâte de Canquoin, car si elle n'est pas aussi prompte dans ses effets que le sont beaucoup d'autres caustiques, elle est sans contredit d'un maniement plus facile et d'un effet plus sûr et moins exposé aux chances de l'inflammatiou que tous les caustiques provoquent.

Dans le plus grand nombre des cas, ajoute ailleurs Floret, les maladies de l'utérus débutent par le col. Cette partie de l'organe est donc toujours celle où la maladie est plus avancée, c'est-à-dire que d'après l'état dans lequel elle se trouve, l'on peut inférer de l'état probable de l'organe, en diagnostiquant, que sa participation est d'un degré en arrière à celle du col. Cela se conçoit aisément, puisque il est tout naturel qu'une maladie qui se propage de proche en proche soit plus intense et ait fait dans un temps donné beaucoup plus de progrès à son point de départ qu'aux endroits où elle s'est irradiée.

De même que la maladie, comme nous venons de dire, se communique petit à petit ou de proche en proche à tout l'organe, dès qu'une partie de cet organe est affectée, les remèdes aussi agissent, obéissant à la même loi. Un remède caustique appliqué sur le col dégénéré débute par le dégénérer complètement, et par sa seconde action plus ou moins irritante augmente l'inflammation du corps de la matrice, et très-souvent provoque une réaction victorieuse. D'après cela, il est évident que pour obtenir un tel résultat, il faut que le caustique agisse profondément, puisque la partie que l'on veut exporter a déja frappé de sa funeste influence tout le reste de l'organe, sur lequel il est inutile de chercher d'agir de toute autre manière et par toute autre route que celle qu'a tenue la maladie pour se propager.

En appliquant des remèdes énergiques sur le col de l'utérus on peut donc espérer d'atteindre les limites de la dégénérescence et reculer le terme fatal par l'élimination de la partie fongueuse, ramollie, céphaloïde si l'on s'arrête à la couche indurée ou squirrheuse, et obtenir même des guérisons inespérées en poursuivant la dégénérescence jusqu'au tissu qui n'est que purement enflammé, et conséquemment susceptible de résolution.

Nul remède, parmi le grand nombre que l'on a employés, ne saurait remplacer le caustique, qui, d'après toutes les expériences faites, doit être envisagé comme le remède spécifique dans le sens cependant qu'il est le plus convenable.

Les caustiques mêmes qui n'atteignent que la surface du col n'ont qu'une action médiocrement modificatrice qui, tout en pouvant être mise à profit comme moyen coadjuteur, est toutefois insuffisante dans les maladies du col qui ont leur racine plus avant dans le corps de la matrice.

Dans les indurations qui succèdent aux engorgements chroniques, dans les dégénérescences squirrheuses et carcinomateuses, dans les excroissances d'un grand volume et de différente nature qui surgissent d'un tissu non dégénéré ou à base squirrheuse, dans les ulcères profonds de nature suspecte ou rongeants, les caustiques légers seront toujours impuissants et donneront même à la marche de la maladie une impulsion plus rapide et un caractère plus menaçant, outre qu'ils augmentent les souffrances de la malade.

Pendant ces tentatives préliminaires de résolutions au moyen de substances douées d'un faible degré d'action caustique, l'on aura toujours présent à l'esprit que si elles ne réussissent pas elles empirent la maladie. Ainsi il faudra savoir s'arrêter à temps pour peu que l'on constate leur insuffisance.

En insistant dans l'emploi des moyens ordinaires, sans en obtenir aucun résultat satisfaisant, le chirurgien condamne quelques malades à une existence malheureuse, et laisse succomber d'autres malades qu'il aurait pu sauver avec un peu plus de hardiesse et moins d'esprit de routine.

La pâte de Canquoin appliquée pendant dix à douze heures, produit des escharres de plusieurs millimètres d'épaisseur; tenue en place pendant vingt-quatre heures, l'on trouve compris dans l'escharre les gros troncs veineux, et après quarante-huit heures de permanence elle se fait route même dans les kystes profonds de la glande tyroïde. (Voyez observation n° 2.)

L'action de ce caustique est plus prompte sur les parties dénudées que sur les tissus revêtus de leurs membranes, ce qui donne au médecin la plus grande sécurité dans son emploi.

Les études qui ont été faites depuis quelques années sur la nature de l'action des caustiques sur les tissus vivants me dispensent d'une nomenclature détaillée et assez connue de tous les médecins, ainsi que de m'étendre ultérieurement sur l'usage du chlorure de zinc dans les affections organiques, indiqué par le docteur Canquoin. Au surplus les observations remarquables du docteur Bonnet recueillies par le docteur Philipeaux ne laissent rien à désirer.

Je concluerai en disant que depuis douze ans que j'emploie la pâte chlorurée j'ai obtenu quelques succès dans certains cas d'affections sans limites, mais que j'ai aussi échoué dans quelques circonstances lorsque, à cause du manque de docilité ou de courage ou de patience de la part du malade, je n'ai pas pu me livrer à autant de réapplications du caustique qu'il en aurait fallu pour avoir raison de la maladie. Je puis cependant affirmer d'une manière absolue que je n'ai pas encore éprouvé des accidents que l'on puisse rapporter à l'action du caustique, et de nature à me faire regretter de l'avoir appliqué.

CONSIDÉRATIONS GÉNÉRALES SUR L'APPLICATION DE LA PATE DE CANQUOIN AUX AFFECTIONS DE LA MATRICE ET SUR LES INSTRUMENTS DONT IL FAUT SE SERVIR.

Les observations que je me propose de publier sont concluantes en faveur de la médication énergique. La plupart d'entre elles ont la sanction du temps. Si j'ai attendu jusque-là pour les mettre au jour, c'est que j'ai voulu avoir la certitude qu'avec l'appareil dont j'ai communiqué l'idée à mes confrères, il y a déjà bien des années, on pouvait, en appliquant d'une manière plus correcte et plus stable les caustiques, obtenir des résultats positifs dans quelques cas de lésions organiques, dont les limites sont accessibles, et même dans le cas de lésions non organiques, mais de nature à résister à la médication ordinaire.

Lorsque en 1846 je cherchais à remplacer les caustiques liquides et le fer rouge, préconisés à cette époque, et dont j'avais constaté l'insuffisance et les dangers, la pharmacie de l'Hôtel-Dieu de

Lyon préparait, avec le chlorure de zinc, un sparadrap caustique, et le docteur Bonnet avait eu l'heureuse idée de laisser le spéculum à demeure pendant tout le temps que le caustique continuait à agir. Une ceinture à ressort fixait son spéculum au bassin. Je lui fis apercevoir que le ressort ne tenait pas toujours le spéculum appliqué sur le col, ce qui l'obligeait d'y remédier au moyen du tamponnage à la charpie.

J'imaginai alors un spéculum d'une seule pièce cylindrique (voyez pl. 1), ou plutôt légèrement conique, taillé en biseau, à l'extrémité qui doit saisir le col utérin. L'autre extrémité porte deux anses pour recevoir les attaches qui doivent le fixer au bassin au moyen d'une ceinture abdominale.

Mon porte-caustique (voyez pl. 1) consiste en une tige dont un bout est muni d'un côté d'une cuvette, ou d'une platine, ou d'une demi-sphère, et l'autre d'un morceau de liége sous forme d'un coin. Sur une extrémité on ajoute le sparadrap ou le caustique quel qu'il soit, et l'autre sert pour tenir la tige, et avec la tige le caustique, toujours dans la position où on les met, et cela par la simple manœuvre de forcer le liége à entrer dans le spéculum.

Avant d'introduire le spéculum, l'opérateur s'assure, par le toucher, de la direction du col, et de la partie affectée qu'il veut cautériser. Alors dirigeant l'instrument en arrière, en avant ou par-côté, suivant la direction de l'utérus, il fait pénétrer la partie malade dans sa cavité. La ceinture est fixée au bassin, et les attaches sont fixées à la ceinture et aux anses du spéculum, une se joignant immédiatement sur le devant de la ceinture, l'autre sur le derrière en passant entre les cuisses. On éponge la surface du col pour enlever toutes les mucosités ou tout le sang qui suintent, et immédiatement après on introduit le porte-caustique en le poussant jusqu'à ce que le caustique comprime sur le col. Si l'utérus est recouvert de son épithélium, on débute par l'application de la pâte de Vienne, et après avoir essuyé l'escharre résultante, un second porte-caustique garni de sparadrap chloruré est introduit et fixé dans le spéculum, ayant la précaution de garnir ce sparadrap d'un bourrelet de coton.

L'avantage de cet appareil est de pouvoir surveiller l'action du caustique, s'assurer qu'il ne se déplace pas et qu'il se tient sur la partie sur laquelle on l'a appliqué, et de permettre une longue permanence au caustique sur le mal sans avoir à craindre aucun inconvénient. Cependant, si le caustique délayé par quelques humeurs se répand dans le vagin, et occasionne une sensation cuisante à la malade, il conviendra d'ôter l'appareil, essuyer soigneusement, et même faire des lotions adoucissantes, et ensuite renouveler l'application avec du nouveau sparadrap.

L'époque de la chute de l'escharre n'est pas précise, étant subordonnée à la durée de la cautérisation, à la consistance du tissu malade et à la pression plus ou moins intense exercée par le porte-caustique. Généralement c'est du huitième au neuvième jour que les escharres les plus épaisses se détachent des tissus indurés, hypertrophiés ou squirrheux. L'on voit cependant dans d'autres cas l'escharre tomber le septième jour. Les cautérisations incomplètes donnent des escharres irrégulières qui se détachent par parcelles de jour en jour.

Pour m'assurer la coopération utile de l'instrument, j'ai dû songer à le perfectionner, car tel qu'il était, il ne présentait pas un degré d'immobilité suffisant. A cet effet, depuis plusieurs années, j'ai ajouté à la tige d'acier un ressort à spirale qui l'entoure, ressort fixé d'un côté à un disque de liége et supportant à l'autre extrémité le porte-caustique. Ce dernier a une tige percée, qui entrant dans la tige d'acier, sert à le diriger, car il est mobile quoique poussé par le ressort. Il s'applique sur le col sur lequel il exerce la pression que l'on veut. (Voyez pl. 1 et 2).

Cet instrument n'a plus reçu de modifications essentielles. Il a été adopté tel quel par tous les praticiens qui se sont voués à la spécialité des maladies de la matrice. Cependant, comme il arrive quelquefois que les femmes soumises à cette longue et douloureuse application ne peuvent pas supporter plus de trois ou quatre heures la présence du spéculum, j'ai dû me préoccuper de parer aux inconvénients inséparables de la disposition donnée à mon spéculum que j'ai cru devoir modifier de la manière suivante.

La planche 2 contient deux dessins de portecaustiques que l'on peut laisser à demeure sans la présence du spéculum. La figure *A* représente un porte-caustique ayant la forme d'un verre à pied, et dans son intérieur s'élevant la tige et son ressort et la cuvette ou le plateau porteur de caustique. Cette forme cependant ne me parut pas avoir assez de solidité, j'ai dû encore apporter une nouvelle modification, représentée par la figure *B*. J'ai moulé une feuille épaisse de gutta-percha sur un mandrin, et j'ai donné à l'instrument la forme d'un clairon droit, dont le pavillon est supporté par un tube de la longueur du spéculum. Dans toutes ses parties, tige, ressort, cuvette, il est parfaitement construit comme les autres que j'ai déjà décrits. Il est facile de se représenter la manière de s'en servir. Après avoir appliqué le spéculum ordinaire, on applique le porte-caustique qui, en sortant le spéculum, reste en place et y est tenu par les courroies et par la ceinture, au moyen du même mécanisme à l'aide duquel l'on tient fixe le spéculum. Les anses, au lieu d'être au spéculum, sont au porte-caustique. Cet instrument présente tous les avantages de nos premiers spéculums, sans exposer la malade aux inconvénients irréparables de la permanence dans le vagin d'un spéculum d'une dimension assez forte pour empêcher même la sortie des urines, ce qui obligeait de le sortir pour que la femme pût satisfaire à ce besoin parfois irrésistible.

Lorsque le col de l'utérus présente aisément à l'opérateur la partie sur laquelle l'on veut agir, cet instrument sera préférable au spéculum à demeure. Mais il est des circonstances où il faut encore se servir de ce dernier, et particulièrement dans les cas de déviations de la matrice, car le col tend toujours à quitter le spéculum, ainsi que lorsque la partie à enlever ne se présente pas d'elle-même et qu'il faut la ramener à une place convenable pour pouvoir y appliquer le caustique. Il est à craindre que le porte-caustique en gutta-percha ne suffise pas à fixer le col, ce qui exposerait à cautériser à côté du mal. Le danger serait d'autant plus grand, que l'on emploie le nouvel instrument pour opérer une cautérisation de longue durée, et l'on sait que l'action prolongée de la pâte clorurée, même sur une surface recouverte de son épithélium, peut produire une perforation.

Le spéculum à demeure est donc préférable toutes les fois que la partie à cautériser sera peu étendue ou qu'elle ne sera pas à l'orifice du museau de tanche, mais bien en dehors des lèvres, en s'étendant aux parois du vagin, comme font la plupart des végétations qui couronnent le col de l'utérus et qui se répandent derrière la lèvre postérieure. Dans ce cas, le spéculum plongé en arrière renverse le col, permet à la surface fongueuse de se présenter à l'ouverture, et permet en outre de porter d'une manière plus sûre la pâte caustique, et d'en surveiller l'action.

Il est vrai que pour détruire des végétations fongueuses, même d'un grand volume, quatre heures de permanence en place du caustique suffisent, et que ce temps ne suffit pas pour effectuer la perforation d'une paroi saine, comme le prouvent les cautérisations utéro-vaginales opérées avec tant de hardiesse par le docteur Bonnet.

Les cautérisations du col de l'utérus n'ont pas, comme beaucoup d'autres opérations chirurgicales, des règles invariables auxquelles il faille obtempérer sous peine d'insuccès. Le génie du chirurgien doit y suppléer. Qu'il suffise donc de lui offrir des instruments, dont sa sagacité lui aura fait comprendre les avantages, pour que, avec un peu d'expérience, il se mette à même de s'en servir en connaissance de cause, en choisissant l'un ou l'autre selon l'opportunité et les indications. Si l'on peut établir quelques généralités à cet égard, nous dirons que le spéculum fixe doit être préférablement employé dans toutes les circonstances dans lesquelles il est nécessaire de surveiller l'action du caustique, et que l'on pourra se servir de mon autre spéculum porte-caustique dans tous les cas où l'on veut cautériser profondément un col large et non mobile. Au moyen de ce dernier instrument, le chirurgien pourra en quelques cautérisations obtenir une ablation complète du col sur une femme qui n'aurait pas pu supporter le spéculum ordinaire à demeure, dont l'emploi cependant est préférable lorsque le col est mobile, et qu'il faut le fixer pour pouvoir le cautériser, et lorsqu'on a affaire à une métrorrhagie, car le spéculum à demeure dans ce cas permet de faire des injections astringentes, l'application de l'eau froide ou vinaigrée, le tamponnement, ce que l'on ne pourrait faire avec le spéculum porte-caustique. Au moyen de charpie j'ai toujours arrêté en quelques minutes les hémorrhagies, qu'elles fussent la conséquence d'une dilatation avec ramollissement du col, de végétations fongueuses dilatant l'orifice, de fissures, de crevasses ou de caroncules cancéreuses. Ce spéculum servira aussi pour l'ablation du col par l'instrument tranchant, et à cet égard je pourrais citer quelques observations qui viennent à l'appui de ce mode d'action que l'on est obligé, dans certains cas, d'employer préférablement aux caustiques.

La lenteur avec laquelle agit la pâte de Canquoin aurait été sans doute un motif pour renoncer à l'usage de ce caustique dans les affections de la matrice, à cause de la grande difficulté qu'il y a à le tenir appliqué sur un organe qui présente si peu de stabilité, dont la situation, veux-je dire, change si souvent selon une multitude de circonstances, les unes qui ressortent de la constitution anatomique de ses accessoires, les autres entièrement dues à l'actualité des autres organes au milieu desquels il est placé. Tous les médecins connaissent comment et en combien de manières la matrice peut dévier de sa position naturelle, et toutes les positions que peut prendre le col d'après les modes divers du déplacement de l'organe. Ce n'était donc pas tout que de trouver le remède ou un remède contre les affections du col de la matrice, il fallait encore trouver une manière facile et sûre pour l'appliquer. Voilà la difficulté que Floret a réussi à vaincre par l'heureuse disposition mécanique de ses spéculums que la chirurgie a définitivement adoptés. A preuve de cette assertion que l'on nous permette de transcrire une petite notice que Bonnet a consignée dans la *Gazette médicale de Lyon*, et qui pourra servir comme pièce à l'appui non seulement de la perfection de l'instrument, mais aussi des résultats du traitement par les applications à durée indéterminée de la pâte de Canquoin aux maladies du col de la matrice.

MÉMOIRE SUR LA CAUTÉRISATION PROFONDE DU COL DE L'UTÉRUS AVEC LA PATE DE CHLORURE DE ZINC.

« Les travaux de M. Canquoin ont démontré que la pâte de chlorure de zinc peut détruire, par des applications prolongées et successives, des cancers volumineux des seins ou de la face, et que la plaie qui succède à la chute des escharres produites par ce caustique tend à la cicatrisation avec une remarquable rapidité. D'autres recherches, dont l'ouvrage de M. Canquoin a été le point de départ, mais qui ne sont pas dues à cet auteur, ont démontré que les ulcérations atoniques des jambes, du cou ou de toute autre partie du corps marchent rapidement à la cicatrisation lorsque toute leur surface a été cautérisée par le chlorure de zinc à la profondeur de quelques millimètres; et, chose remarquable, non seulement l'ulcère ainsi modifié tend rapidement à la cicatrisation, mais l'engorgement qui peut exister autour et en particulier les duretés calleuses se ramollissent et se résolvent en grande partie.

Cependant, tandis que l'on peut tirer un parti si utile de la pâte de Canquoin, dans les cancers superficiels et dans les ulcérations languissantes et entourées d'indurations chroniques, les mêmes lésions, lorsqu'elles existent dans la matrice, ne peuvent être traitées avec succès par aucun des moyens connus. L'on ne peut opposer aux squirrhes ulcérés du col que des méthodes impuissantes ou dangereuses; impuissantes, comme la cautérisation avec le fer rouge, les nitrates d'argent ou de mercure, dont l'action ne peut être prolongée que pendant quelques instants et qui ne produisent dès lors qu'une escharre superficielle; dangereuse, comme l'amputation du col par l'instrument tranchant, méthode funeste, justement abandonnée aujourd'hui.

Dans les ulcères non cancéreux du col de la matrice avec engorgement et induration de cet organe, les cautérisations superficielles, avec divers caustiques, sont loin de produire des effets aussi satisfaisants. Le fer rouge, préconisé par Larrey et par M. Jobert, a sans doute plus d'utilité, mais l'effroi qu'il inspire ne permet pas d'en multiplier les applications autant que le feraient désirer les résultats avantageux qu'il promet.

En comparant ainsi la puissance que la pâte de chlorure de zinc met à notre dispositions dans les ulcères cancéreux ou calleux des organes superficiels, avec l'insuffisance des moyens connus dans les mêmes ulcères siégeant à la matrice, on est conduit à désirer que l'on puisse faire agir cette pâte sur l'utérus avec autant de précision et à une aussi grande profondeur que lorsque le mal est sous-cutané.

On peut croire que M. Canquoin a résolu ce problème, si l'on sait que son ouvrage contient trente-cinq observations de maladies de matrice, traitées par la cautérisation. Cependant, en lisant ces observations, on ne tarde pas à se détromper à cet égard.

M. Canquoin a bien cautérisé des ulcères de la matrice avec le chlorure de zinc, mais, comme tous ses devanciers, il n'a fait que la cautérisation superficielle et momentanée. Il dissout son caustique dans l'acide nitrique, et après en avoir imbibé un morceau de charpie, il en touche l'ulcération, comme le font tous les praticiens, avec le nitrate acide de mercure ou le nitrate d'argent.

Or, en agissant ainsi, l'on ne fait pas pour la matrice ce que l'on sait faire, depuis M. Canquoin, pour les organes superficiels. Dans les cancers de ces derniers, on ne touche pas l'ulcération pendant une ou deux minutes, avec une solution de chlorure de zinc. On applique ce caustique solide pendant plusieurs heures et de manière à produire une destruction profonde.

Depuis plusieurs années, j'ai pensé à combler ces lacunes, et il m'a paru que pour obtenir une action prolongée et convenablement limitée, il suffisait d'embrasser le col de l'utérus avec un spéculum, de fixer celui-ci avec solidité pendant plusieurs heures, et de faire agir le chlorure de zinc sur le col pendant que le bord du spéculum, pressant contre le cul-de-sac supérieur du vagin, empêcherait toute action sur les parties que l'on veut préserver. J'ai réalisé ce plan pour la première fois, il y a trois ans, sur une malade que j'ai traitée de concert avec M. Dauvergne.

Le 25 février 1846, cet honorable confrère m'appela en consultation auprès d'une femme de trente-deux ans, affectée d'une tumeur cancéreuse de la matrice. Le volume de cette tumeur était si considérable qu'elle remplissait le vagin et descendait jusqu'à un centimètre au-dessus de la vulve et qu'on pouvait distinguer, sans recourir au spéculum, sa surface rouge, fongueuse et saignante; elle était depuis plusieurs mois le siége d'hémorrhagies souvent foudroyantes qui se renouvelaient avec tant de facilité que la malade ne pouvait quitter le lit sans les voir reparaître.

Je pensai que l'occasion qui m'était offerte était favorable à la réalisation du projet que j'avais depuis longtemps formé de détruire les tumeurs de la matrice par la pâte de Canquoin, comme on le fait pour les tumeurs superficielles.

Je plaçai donc dans le vagin un spéculum court. Je le fixai au moyen d'une branche de fer articulée et qui partait d'un bandage faisant le tour du bassin; j'avais emprunté à certains pessaires ce mode de fixation. Une couche de pâte de chlorure de zinc fut appliquée contre la partie de la tumeur qui faisait saillie dans le spéculum; elle fut maintenue par un tampon de coton, et cette application fut laissée en place pendant six heures et renouvelée une dizaine de fois après la chute de chaque escharre, soit par M. Dauvergne, soit par moi. Au bout de huit à neuf semaines, nous parvînmes à détruire complètement la tumeur qui remplissait le vagin. La malade put se promener sans douleur et sans qu'il survînt d'hémorrhagie. Pendant quelques mois elle parut guérie, mais au bout de ce temps la tumeur se reproduisit et finit par la faire succomber.

Un an plus tard, la cautérisation des cancers de l'utérus, par le chlorure de zinc, fut reprise par M. le docteur Floret, de Lyon, auteur de plusieurs procédés ingénieux et en particulier de modifications utiles aux instruments qui servent à la ligature des polypes de la matrice. Cet honorable praticien fit subir à la méthode que je viens d'exposer des modifications si avantageuses que je n'ai pas hésité à les adopter; je me borne donc à réclamer pour moi l'idée d'appliquer aux maladies de l'utérus la cautérisation profonde et prolongée avec la pâte de chlorure de zinc, et celle d'en limiter l'action à l'aide d'un spéculum maintenu en place pendant toute la durée de son contact. Les instruments et le procédé que je vais décrire appartiennent complètement à M. Floret.

Comme on le verra, M. Floret fixe le spéculum et la pâte par des moyens aussi sûrs que faciles à mettre en pratique, et il peut évider en quelque sorte l'utérus de dedans en dehors, en portant la cautérisation dans le centre de cet organe, à mesure que la chute des escharres met à nu des parties de plus en plus profondes.

Les instruments nécessaires à l'exécution du procédé de M. Floret sont les suivants :

1° Un spéculum en maillechort, d'une seule pièce, que l'on voit de côté, pl. 1, et dont la figure A représente l'orifice externe.

Ce spéculum est muni, à son extrémité antérieure, de deux anneaux supérieurs et inférieurs : sa longueur et ses dimensions n'ont rien de particulier. Seulement, comme il est d'une seule pièce, il est nécessaire d'en avoir de petits, de moyens et de volumineux, pour que ceux-ci s'adaptent aux dimensions des organes dans lesquels ils doivent être placés.

2° Une ceinture qui fait le tour du bassin, et à laquelle on attache deux chevilières larges d'un centimètre, longues de trente.

3° Des supports pour le chlorure de zinc. (V. pl. 1, figure D.)

Indépendamment de ces parties essentielles, on peut avoir besoin du caustique de Vienne pour entamer les parties qui ne seraient pas ulcérées. La pâte de chlorure dont nous nous servons, M. Floret et moi, est celle qui est composée de parties égales de farine et de chlorure. Elle est étendue sur un linge, et l'on a ainsi une toile caustique, analogue au sparadrap qu'il est facile d'assujétir sur les embouts.

MANUEL OPÉRATOIRE.

Avant d'appliquer le spéculum, on recommande à la malade d'uriner et l'on place la ceinture autour du bassin, de telle façon que les deux chevilières pendent l'une en avant et l'autre en arrière. On place ensuite le spéculum, un anneau en bas et un autre en haut, et après avoir enroulé les deux chevilières dans ces anneaux, mais sans les nouer l'une avec l'autre, on cautérise avec le caustique de Vienne, si cette opération préliminaire paraît nécessaire. On s'en dispense si les parties sont ulcérées. Le support est placé ensuite dans le spéculum, et comme le bouchon n'oblitère celui-ci que dans une petite étendue, on peut bien apprécier la partie sur laquelle le caustique est fixé. Du coton peut être placé à l'aide d'une pince entre ce caustique et la partie inférieure du spéculum. Tout étant disposé de la sorte, on noue entre elles les deux extrémités des chevilières qui retiennent alors tout à la fois le spéculum et le support du caustique.

Cet appareil doit rester en place pendant un temps qui varie suivant la nature des lésions : deux heures suffisent, si l'on veut se borner à cautériser la surface d'un ulcère superficiel; mais s'il s'agit de détruire une masse cancéreuse, l'application doit être prolongée aussi longtemps que possible, de six à douze heures par exemple.

Pour enlever cet appareil, on doit dénouer les chevilières, retirer le caustique et son support, éponger un liquide blanchâtre qui remplit quelquefois toute la cavité du spéculum et qui est produit par la réaction du chlorure sur les liquides albumineux que secrètent les tumeurs de la matrice. On enlève ensuite le spéculum. Si, au lieu d'agir ainsi, on retirait l'appareil en totalité, les liquides caustiques pourraient séjourner dans le vagin. Des injections froides sont nécessaires ensuite pour prévenir l'inflammation. Ces applications sont répétées ensuite plus ou moins souvent, suivant la nature de la maladie. Ces applications réitérées sont nécessaires, surtout lorsqu'on a affaire à des tumeurs cancéreuses. Il faut attendre la chute des escharres pour y revenir.

RÉSULTATS.

Pour donner une idée juste des résultats que peut produire la cautérisation profonde du col de la matrice, par la pâte de chlorure de zinc, il faudrait citer les observations de toutes les malades auxquelles on en a fait l'application. M. Florel publiera avant peu celles qui lui sont propres; je désire pour ma part posséder un plus grand nombre de faits, pour établir quel est le parti qu'on peut tirer de cette méthode dans la pratique, et quelles sont les médications que l'on doit combiner avec elles.

Voici, toutefois, des aperçus auxquels j'ai été conduit par les faits dont j'ai été le témoin, ou par ceux qui sont venus à ma connaissance.

Dans les *cancers* de l'utérus, les cautérisations profondes et répétées un grand nombre de fois permettent d'atteindre le but physique, en vue duquel elles sont pratiquées. Elles font tomber en escharre toute la partie cancéreuse et elles en procurent la séparation aussi sûrement, mais avec infiniment moins de danger que l'amputation par l'instrument tranchant.

Cette cautérisation complète produit des douleurs généralement assez vives, et qui se prolongent pendant un temps à peu près égal à celui qu'a duré l'application, mais elle ne provoque qu'une fièvre passagère et peu intense.

Les hémorrhagies sont sûrement arrêtées par elles : la suspension de l'écoulement du sang peut toutefois, dans les cas graves, se borner au temps nécessaire pour que les escharres tendent à se détacher. De nouvelles cautérisations peuvent alors être réclamées par de nouvelles hémorrhagies.

Cependant, si au lieu de tenir compte des résultats immédiats qui sont assez satisfaisants, on se préoccupe du résultat définitif, on voit qu'à la matrice, comme ailleurs, le cancer se reproduit et finit par entraîner la mort.

C'est ce résultat qui a été observé chez la première malade que je traitai en 1846, avec M. Dauvergne, et chez une autre femme que j'ai soignée avec M. Keisser; j'ai lieu de croire que M. Floret n'a pas été plus heureux chez les malades en assez grand nombre qu'il a traitées.

Enfin, une malade sur laquelle j'ai reconnu la puissance de la cautérisation pour arrêter des hémorrhagies foudroyantes et souvent renouvelées, est trop près encore du début de son traitement pour que les résultats définitifs soient connus.

Toutes ces circonstances me conduisent à présenter l'emploi du chlorure de zinc comme d'une utilité très secondaire, lorsqu'il s'agit d'une tumeur cancéreuse; et depuis longtemps toute mon attention s'est dirigée sur le parti qu'on pouvait tirer de cette médication dans les engorgements chroniques de la matrice avec pertes blanches, maux de reins, difficultés dans la marche, règles douloureuses, etc., etc.

Quatre fois dans ces *métrites chroniques* j'ai cautérisé l'intérieur du col de la matrice pendant un temps qui a varié de deux à quatre heures. Chez aucune de ces malades il n'y a eu de douleurs vives ni de fièvre prolongée. Les règles sont revenues comme à l'ordinaire et en général avec moins de douleurs ; chez toutes, les pertes blanches ont très-sensiblement diminué ou ont disparu. Mais, dans un seul cas, j'ai obtenu un résultat complet. La malade qui, depuis deux ans, ne faisait qu'avec beaucoup de douleurs et de peine quelques pas dans ses appartements, est arrivée à faire des courses de plus de deux heures, sans éprouver aucune fatigue. Cette guérison dure depuis six mois que le traitement est terminé. Mais dans ce cas, quelques parties du traitement hydrothérapeutique ont été mises en usage après la cautérisation, et des bains de rivière ont été employés depuis celle-ci pendant plus de trois mois. C'est donc par une combinaison de moyens et non par la cautérisation seule, que le succès a été obtenu. Chez deux autres malades il existait des déplacements de la matrice : l'une avait un abaissement, l'autre une rétroversion ; des moyens mécaniques devaient donc être combinés avec la cautérisation. Je les ai conseillés, mais il ne m'a pas été possible d'en suivre l'emploi.

Ces dernières considérations démontrent que pour obtenir des résultats complets dans des engorgements chroniques de la matrice, il faut associer à la cautérisation tantôt un traitement général, tantôt des moyens locaux. Sans ces combinaisons, il faut s'attendre à voir les malades se plaindre de douleurs vagues, de difficultés dans la marche, de maux d'estomac, etc., bien que l'on ait réussi à diminuer le volume de la matrice et la quantité des produits muqueux qu'elle sécrète.

M. le docteur Lacour publiera bientôt, dans ce journal, un mémoire sur les appareils divers nécessaires dans le traitement de certaines affections utérines. Ce travail aura pour but de prouver le parti qu'on peut tirer de ces moyens, et de montrer que sans leur emploi rationnel il est impossible de réussir dans un grand nombre de circonstances.

La cautérisation profonde a son degré d'utilité,

mais elle ne doit être considérée que comme un des éléments de cette médication multiple et variée qu'exige toujours le traitement des métrites chroniques. Lorsque, aidé des lumières de mes confrères et de mes propres recherches, je serai arrêté sur les diverses combinaisons qu'exige cette médication, je publierai un travail plus complet dont celui-ci n'est qu'une première partie. »

DES ENGORGEMENTS CHRONIQUES DE L'UTÉRUS.

Le médecin est rarement appelé au début d'une affection de l'utérus, et la métrite aiguë est très-rare en comparaison des maladies chroniques de cet organe. La plupart des femmes supportent, pendant de longues années, des indispositions de matrice, sans interrompre leurs occupations, et sans avoir recours à aucun traitement. Il y en a même qui arrivées à l'âge critique, voient disparaître insensiblement leurs malaises, et la leucorrhée se tarir petit à petit avec la cessation de leurs fonctions périodiques. Mais ces exemples sont des exceptions malheureusement très-rares. Habituées aux souffrances de matrice, les femmes qui en sont atteintes envisagent généralement la pesanteur qu'elles éprouvent dans le bassin, les maux de reins, la gêne à la région de l'os sacrum, la lassitude dans les cuisses, la leucorrhée et même les pertes sanguines, comme des désagréments inséparables de leur sexe. La gastralgie et d'autres phénomènes nerveux s'ajoutent souvent à la symptomatologie utérine, pour donner le change sur le véritable siége du mal et pour inspirer à la malade une résignation qui ne manque pas d'aboutir à des conséquences plus ou moins graves. L'engorgement qui se maintient stationnaire pendant longtemps chez beaucoup de femmes, se réveille tout à coup de cette apparente léthargie, et lorsque le médecin est appelé, le mal a déjà fait des progrès désastreux. Ce mal, dans quelques cas, s'arrête au col et permet au médecin de procéder sans retard à l'application des remèdes énergiques, avec l'espoir d'en obtenir quelques résultats favorables, et avoir ainsi la satisfaction d'éloigner, et même d'épargner à la malade l'interminable série de douleurs qu'elle est condamnée à souffrir avant que la mort mette un terme à une vie qui s'éteint à la suite d'un cancer de matrice.

Les cas d'engorgement de tout l'organe, le plus fréquemment, ont pour cause les accouchements laborieux, les adhérences placentaires ou le séjour prolongé dans la cavité de l'organe de quelques fragments de placenta que l'on a été obligé ensuite d'extraire à l'aide de manœuvres violentes. Le retour trop prompt aux occupations ordinaires pour les femmes laborieuses, aux plaisirs et aux distractions pour les femmes riches, les affections morales intenses donnent lieu aussi aux engorgements qui obligent à marcher lentement toutes les fois qu'il n'existe pas de disposition cancéreuse.

Le col de l'utérus étant la partie de l'organe la plus exposée à l'atteinte des violences externes, la maladie ordinairement débute par elle, et quelle que soit la phase dans laquelle l'affection se trouve, sans contredit, nous le répétons, elle se montrera plus avancée dans le col que dans le corps de la matrice. La cohabitation, lorsqu'il y a déjà un commencement d'engorgement, est une des causes les plus ordinaires de la persistance de la maladie et un des obstacles qui s'opposent à sa résolution. C'est l'écueil du praticien qui a à combattre une maladie dont il ne peut éloigner la cause la plus efficace à l'entretenir. Les affections simplement vénériennes donnent ordinairement des escoriations affectant rarement la forme de chancres primitifs. Mais en revanche les simples ulcérations et les plaies muqueuses qui caractérisent la présence du virus syphilitique ne cèdent qu'à une médication persévérante, soit locale, au moyen de remèdes actifs, soit générale par l'usage des antisyphilitiques. J'ai eu l'occasion de me rencontrer dans des cas d'ulcérations de nature douteuse et dont on n'avait pas cherché à connaître l'origine. Ces ulcérations ont cédé aux cautérisations pour se porter au voile du palais ou sur les organes externes de la génération. Preuve évidente que l'on ne saurait obtenir une guérison complète, si l'on n'a pas recours au traitement par les spécifiques.

Les différentes formes de maladie herpétique et plus fréquemment l'exéma humide, sont répercutés sur le col de l'utérus et y entretiennent un engorgement dont les caractères sont d'être boursouflé, excorié, d'un rouge vif et suintant du muco-pus épais. Les parties externes participent souvent à la maladie, ce qui sert à éclairer le médecin sur la dérivation du mal, et conséquemment à lui indiquer le traitement général le plus convenable.

Le praticien ne saurait ignorer que, dans les engorgements, la matrice est toujours un peu plus ou un peu moins déviée, ce qui rend l'exploration par le spéculum une chose quelquefois peu facile. J'ai vu souvent commettre des erreurs de diagnostic par des confrères qui s'étaient contentés de constater l'état de la surface qui se présentait à eux dans le champ de l'instrument et ne se sont pas aperçu d'ulcérations qui restaient en dehors. Dans ces circonstances, l'on ne saurait assez se préoccuper d'un examen détaillé de tout le périmètre du col, en appliquant à différentes reprises le spéculum, et en lui changeant de place une fois introduit. Il est un fait constant, que les matrices engorgées et déplacées ne se présentent pas au spéculum de même à chaque inspection, et que ce que l'on n'y découvre pas le premier jour se fait voir le jour après.

Ce que j'ai dit précédemment à l'égard du choix

du caustique, d'après la manière de se comporter des uns et des autres, trouve son application dans les cas d'engorgements qui, cédant quelquefois à l'action des caustiques les plus bénins, ne cèdent la plupart du temps qu'à l'usage de la pâte de Canquoin.

Il nous reste encore à noter, sur les engorgements de la matrice, quelques considérations thérapeutiques que notre pratique nous a suggérées.

Lorsque les engorgements sont compliqués d'un état chlorotique ou se manifestent sur des sujets lymphatiques, les bains de mer, de plage ou de vague, les eaux minérales, les bains domestiques chargés de principes minéraux, m'ont fourni de puissants auxiliaires. La puissance des eaux thermo-minérales de Plombières, de celles de Luxeuil, de Néris, de Bourbon, de la Motte, de Saint-Sauveur, etc., est incontestable, et on peut la mettre à profit contre tous les engorgements qui ne sont pas compliqués d'affection organique. Les principes dartreux cèdent souvent à l'action des eaux des Pyrénées ou des Alpes. Celles d'Uriage et d'Allevard jouissent d'une célébrité bien méritée; malheureusement l'on ne peut pas toujours profiter d'un moyen thérapeutique qui n'est pas à la portée de toutes les fortunes.

Les bains de rivière et les irrigations d'eau froide opèrent tous les jours des cures inespérées. Les engorgements compliqués de prolapsus traités par ces deux moyens combinés, ont très-souvent cédé. Pour les irrigations continues d'eau froide, je me sers d'un appareil très-simple et à la portée de tous les malades. Je fais hisser au plafond un seau en bois de la contenance de 10 ou 20 litres, muni d'un tube à sa partie inférieure, lequel tube porte un robinet à la portée de la femme et dont elle se sert pour régler l'importance du jet. Au bout de ce robinet il y a la canule à pommeau d'arrosoir qui doit porter l'irrigation à contact du col.

Pour ce qui se rapporte aux saignées locales sur le col, et que je n'ai eu occasion d'employer que rarement, je me sers d'une coupe ayant la forme d'un verre à pied supportée par une tige et dans laquelle j'introduis les sangsues. Je la fixe en place au moyen du spéculum.

Les remèdes sous forme de globules appliqués sur

le col sont d'un maniement très-difficile, car difficilement ils se tiennent en place. Cependant on peut y réussir au moyen d'un spéculum en caoutchouc, qui peut servir aussi à faciliter l'emploi de certains liniments résolutifs.

Les engorgements chroniques, ai-je dit, sont presque toujours accompagnés de déviation et de prolapsus de l'organe. Si les prescriptions du médecin n'ont pas été suivies rigoureusement ou n'ont pas été assez persévérantes, il arrive que les malades attribuent leurs souffrances à un dérangement auquel il faut se résigner et que l'on cherche à atténuer par l'usage du pessaire. Dans quelques cas on obtient de soulager la malade par ce moyen, mais dans d'autres on aggrave les symptômes par l'action irritante du pessaire même. Chez les jeunes femmes, le pessaire est un instrument très-rarement utile, souvent nuisible et quelquefois dangereux.

Dans quelques cas de prolapsus et même de déviation simple survenant à un accouchement, le pessaire à air relève l'utérus, soulage les ligaments qui sont le siége d'une inflammation qu'entretient le poids de la matrice. Le pessaire n'est utile que dans ce cas, quoique la position horizontale suffise à obtenir un résultat identique. Mais dans les cas d'engorgement, si l'on applique un pessaire, celui-ci soulève la matrice, mais ne peut la redresser, parce que l'engorgement s'y oppose, et que plus il la soulève plus il s'éloigne de sa position naturelle. Outre cela, le pessaire présente encore le désavantage de dilater les parois du vagin et d'ôter ainsi à la matrice son seul point de soutien dès qu'on l'ôte. Le pessaire à demeure présente des inconvénients fort graves. D'abord il faut le sortir à l'époque des menstrues, car si on le laisse en place il s'oppose à la sortie du sang, qui ne tarde pas à se dénaturer. Ensuite il bouche l'issue à tout écoulement humoral et favorise ainsi les excoriations du col irrité continuellement par des liquides de mauvaise nature. J'ai souvent sorti des pessaires sur lesquels venaient s'appuyer des végétations du col et dont ils étaient probablement la cause.

Malgré toutes les modifications qui y ont été apportées, le pessaire est encore aujourd'hui un instrument défectueux, et il ne le serait pas qu'il ne pourrait pas non plus remplir le but de tenir la matrice soulevée, car l'engorgement la rendant plus lourde, elle ne pourrait se déplacer sans occasionner des souffrances. Le redresseur à tige d'acier m'a fourni l'occasion de voir jusqu'à quel point la matrice est sensible à l'introduction des corps étrangers, et m'a convaincu que ce n'est pas toujours impunément qu'on peut se servir de semblables moyens pour soulever la matrice.

Les injections de nitrate d'argent dans la cavité de la matrice, ainsi que l'introduction d'une cuvette supportée par une tige redresseuse et contenant du caustique solide, ne sont pas des remèdes innocents. Il est rare, après ces tentatives, que les femmes ne se plaignent pas de douleurs sur le trajet des trompes de Fallope, de tension hypogastrique, et n'éprouvent même quelques hoquets et des vomissements. La péritonite peut être aussi la dernière et regrettable conséquence de l'introduction dans la matrice, soit des instruments redresseurs, soit des injections caustiques, soit des caustiques solides.

Les récents travaux du docteur Bonnet sur les cautérisations rétro-utérines laissent espérer que l'intelligence persévérante de cet habile chirurgien nous amènera à la découverte d'un moyen facile pour souder par des brides factices la matrice au vagin, et par là à rendre impossible le prolapsus. L'avenir nous apprendra si l'on peut sans danger produire une soudure aussi solide avant l'âge critique, et si le développement du fœtus dans le cas de grossesse, pourra sans accidents distendre ces mêmes brides artificielles.

Les engorgements chroniques du col de l'utérus ne cèdent pas toujours au traitement le plus rationnel. Comme je l'ai déjà dit, le médecin ne rencontre que rarement les conditions indispensables à la guérison. Peu de femmes se décident à conserver strictement la position horizontale, un plus petit nombre encore se prête à garder la continence, et cependant le repos de l'organe est la prescription à laquelle se rattache la probabilité de la guérison. Mais quel que soit le mode d'infraction aux conseils du médecin, lorsque l'engorgement ne guérit pas, l'hypertrophie et l'induration ne tardent pas à survenir, et, dans les cas d'une diathèse, la dégénérescence organique ne se fait pas longtemps attendre, pour aboutir enfin à une issue funeste, lors même qu'elle n'a pas le caractère cancéreux.

Dans l'hypertrophie, le museau de tanche acquiert un volume énorme sans beaucoup varier dans sa forme. Comme il arrive dans la transformation squirrheuse ou carcinomateuse, le col s'allonge en cône tronqué et descend dans le vagin ou s'arrondit sous forme de toupie ou d'oignon, et, sous l'empire de l'un ou l'autre mode de déviation, il se relève derrière la symphyse pubienne ou s'appuie sur le sacrum, et occasionne chez les femmes cette sensation de pesanteur aux reins qui rend la marche si difficile et toute occupation tant soit peu fatiguante impossible.

Cette manière de déviation est la plus commune. La matrice se place positivement en travers du corps, s'appuie en avant contre la vessie, presse les parois du vagin qui fait saillie à l'orifice, et le col hypertrophié se couche sur le rectum et le comprime jusqu'à rendre la défécation très-difficile. Ainsi donc, comme je l'ai dit, lorsque les déviations ne dérivent pas des suites d'une couche, elles sont toujours le résultat d'un engorgement du corps et du col de l'organe. Lorsque le col est hypertrophié et induré, et qu'on a insisté inutilement dans le traitement, ou qu'on l'a mal appliqué, et qu'il ne reste plus aucune ressource médicale, n'est-ce pas le cas d'agir en vue de prévenir une affection organique mortelle? C'est à quoi je vise depuis douze ans, dans le but de trouver un moyen de supprimer un organe dont la résolution est impossible, lors même que l'état stationnaire de l'engorgement laisse croire que la maladie n'est pas bien grave.

Car il ne faudrait pas s'y tromper, les engorgements du col, tant bénins soient-ils, entraînent toujours avec eux des désagréments plus ou moins insupportables pour la femme, et le danger toujours menaçant d'une dégénérescence utérine squirrheuse ou cancéreuse. En faut-il davantage pour décider le praticien à se préoccuper d'une éventualité aussi proche, et pour justifier toutes les tentatives auxqelles on s'est livré dans le but d'extirper, un organe incurable et d'une présence si dangereuse pour les parties voisines ?

On a proposé l'amputation du col par l'instrument tranchant. J'ai vu pratiquer très-souvent cette opération par le professeur Lisfranc, pendant les années 1826 et 1827. J'avoue cependant que ce procédé opératoire m'a toujours paru insuffisant, toutes les fois qu'il n'amène pas des conséquences excessivement dangereuses. L'amputation est insuffisante dans le cas de dégénérescences carcinomateuses du col, passées à l'état de végétations, qui empêchent de s'assurer de la vraie limite du mal. Elle est dangereuse à cause des suites immédiates ou médiates, telles que l'hémorrhagie principalement, qui résiste d'ordinaire à toutes les applications stipitées, et même au tamponnage. Cette hémorrhagie cesse lorsque la malade n'a, pour ainsi dire, plus de sang, ce qui produit un état anémique auquel il faut pourvoir, et on n'y réussit pas toujours, puisque les malades meurent le plus souvent d'inanition. Cette opération est dangereuse aussi, en ce sens que pour pouvoir la pratiquer il faut tirer en bas la matrice, et cet abaissement ne peut s'effectuer sans tirailler les ligaments et occasionner un prolapsus ou une déviation dans un autre sens. Inutile de dire que si le bistouri n'a pas atteint tout le tissu malade, le mal ne tarde pas à repulluler, à moins qu'on n'ait recours aux caustiques énergiques, ressource qui était ignorée encore en 1828.

L'on fait le reproche à Lisfranc d'avoir amputé des cols de matrice dont le tissu était simplement engorgé, reproche que je n'hésite pas à déclarer non fondé. Le plus grand nombre des amputations faites par ce professeur éminent de la Faculté de Paris, l'ont été à l'École pratique devant un nombreux cortége d'assistants, et sur des femmes du pays qui ne s'étaient décidées à se laisser opérer qu'après de longues souffrances et lorsque, probablement, il leur était devenu impossible de travailler.

L'ablation d'un col démesurément développé, hypertrophié ou induré, est le seul moyen que l'on puisse employer lorsque les hémorrhagies le permettent. On ôte de cette manière la tumeur qui pesait de tout son poids sur le rectum, et la malade en reçoit un véritable soulagement. Il est à remarquer cependant que Lisfranc a amputé le plus souvent des végétations du col à base carcinomateuse, et que lorsque la malade ne succombait pas à l'hémorrhagie, le mal ne tardait pas à reparaître. Il est facile de se tromper sur la limite et la nature de ces végétations que l'on confond aisément avec les végétations polypeuses, et que le toucher laisse croire bornées au col. Si le mal s'étend au-delà, l'amputation du col est indispensable; mais avec l'amputation, on court les chances désastreuses de l'opération même, et on risque de ne pas atteindre les confins du mal. Ces inconvénients sont en grande partie écartés par l'emploi des caustiques, au moyen desquels on peut poursuivre le mal jusque dans ses derniers retranchements. Si la méthode de Lisfranc est plus expéditive, en revanche la méthode par les caustiques est plus sûre, ou, pour parler avec plus d'exactitude, moins chanceuse.

En résumé, on peut dire que si Lisfranc s'est trompé quelquefois sur le diagnostic, il n'en poursuivait pas moins le but de mettre un terme en peu d'heures à des maux incurables.

Après tant d'insuccès qui accompagnent l'ablation du col de la matrice par l'instrument tranchant, on a dû renoncer à cette opération et tenter d'y suppléer par l'emploi de la pâte de Canquoin, le seul caustique, comme nous l'avons déjà dit, d'une énergie proportionnée à la ténacité de la maladie et à la profondeur qu'il faut atteindre pour la déraciner. Mieux que toutes les considérations préliminaires sur l'emploi et sur les résultats de cette médication, les quelques histoires de maladies guéries à l'aide de ce remède pourront servir à le recommander. Ces histoires sont choisies parmi un grand nombre dont j'aurais pu tenir note, si j'avais jugé que quelques exemples ne fussent pas suffisants pour fixer définitivement l'opinion des praticiens à cet égard.

QUELQUES CONSIDÉRATIONS GÉNÉRALES ET COMPLÉMENTAIRES SUR LES ENGORGEMENTS CHRONIQUES DU COL DE LA MATRICE.

Le traitement des engorgements chroniques du col de l'utérus peut se diviser en traitement général et en traitement local.

Le traitement général est dirigé contre les causes de la maladie, contre les prédispositions et l'idiosyncrasie du sujet ; il s'adresse surtout aux organes qui, par leurs rapports avec l'utérus, ont une influence sensible sur celui-ci ; enfin il doit comprendre les moyens capables de modifier les habitudes de la malade si elles sont défectueuses, et, si elle est découragée, de lui relever le moral.

Le traitement local peut être scindé en deux parties bien distinctes : en traitement résolutif et modificateur, et en traitement chirurgical. Débutant par le premier, ce n'est que dans le cas d'insuccès que l'on procède à l'application du second, comme le seul capable d'éliminer un tissu dégénéré, qui ne saurait arriver à la résolution par les seules forces de la nature.

Cette distinction entre un traitement et l'autre indique assez la marche que le médecin doit suivre. Quoique d'une réussite fort problématique, le traitement résolutif doit être appliqué préalablement au traitement chirurgical, car si la maladie est à son début, il n'est pas rare d'observer que les plus simples moyens suffisent à la guérir. Malgré cela, il ne faudrait pas insister sur l'usage des résolutifs trop longtemps et assez longtemps pour permettre à la maladie d'accomplir une bonne partie de ses phases, dont chacune l'approche de plus en plus de l'incurabilité. Une longue pratique mettra le médecin à même de reconnaître les différents stades de la maladie, et d'apprécier à leur juste valeur les chances à espérer et les indications à suivre, pour ne pas recourir avec trop de lenteur aux moyens résolutifs et avec trop de précipitation aux remèdes chirurgicaux. Ces indications s'apprennent par la pratique et ne s'enseignent pas.

Le traitement général de cette maladie doit être dirigé contre la cause morbide avant tout. Cette cause tient, la plupart du temps, aux suites des couches et aux suites des avortements accidentels ou artificiels. Les manœuvres employées pour l'accouchement laborieux ou pour l'extraction du placenta laissent très-souvent des gonflements du museau de tanche très-longs et très-difficiles à se résoudre. Dans la circonstance d'un avortement artificiel, qu'une mauvaise conformation anatomique de la matrice rend quelquefois indispensable, mais qui est le plus souvent le résultat de la plus coupable des industries, il se développe une urétro-péritonite, qui laisse le col de l'utérus engorgé lorsque la malade est assez heureuse pour ne pas succomber aux suites de l'inflammation aiguë. Généralement, les femmes n'attachent aucune importance à leur position, et, se relevant trop tôt de couches, elles empêchent la résorption des humeurs, qui affluent dans ces circonstances au col de la matrice et en déterminent l'engorgement. Les symptômes indiquant le mauvais état du col ne tardent pas à paraître. Des douleurs d'abord sourdes au bas des reins, la lassitude aux cuisses, la sensation de pesanteur à la région anale, quelquefois les tiraillements aux hanches, se produisant simultanément ou successivement, avertissent la malade de l'actualité d'un engorgement qui débute. Ces symptômes varient de siége, d'intensité et de persistance, selon que la matrice est plus ou moins atteinte, et selon la nature de son indisposition. Car cet organe est assujéti à des changements de position qui le font dévier par côté, en avant, en arrière ou en bas, et selon qu'une de ces déviations ou l'autre existe, c'est le ligament du côté opposé à l'inclinaison qui est tiraillé; c'est le sommet de la matrice qui s'appuie contre le pubis et qui donne des douleurs hypogastriques ; c'est la pression des organes placés en arrière ou des nerfs sacrés qui occasionne des douleurs à l'anus ou aux cuisses; et enfin c'est par les rapports avec le nerf grand-sympatique que l'estomac participe aux souffrances des autres parties. Encore une fois, ces symptômes ne sont pas toujours simultanés, puisque très-souvent ils se succèdent, ou pour mieux dire, ils s'ajoutent les uns aux autres. D'abord peu sensibles et pas assez graves pour décider la malade à se soumettre à l'inspection médicale, ils ne deviennent que peu à peu plus appréciables, pour acquérir au bout d'un temps plus ou moins long, un degré d'intensité qui décide enfin la malade à recourir aux conseils des hommes de l'art. Il est rare que le médecin soit appelé avant que le mal ait jeté des racines profondes, et cette circonstance n'est certes pas des plus favorables pour la terminaison prompte et heureuse d'une affection pathologique beaucoup plus encline à suivre son cours qu'à rebrousser chemin, surtout lorsque, aux causes accidentelles et à la pathogénie existante, viennent se joindre une constitution lymphatique, cachectique ou une prédisposition diathésique aux affections squirrheuses. Ainsi, les femmes à tempérament sanguin ne présenteront pas, à beaucoup près, les mêmes difficultés aux médecins que celles douées d'une constitution très-délicate et lymphatico-glandulaire. Chez ces dernières, l'engorgement passera lentement à la dégénérescence carcinomateuse, affection d'une issue funeste plus ou moins éloignée.

Chez la femme à tempérament bilieux surtout, si à la prédisposition s'ajoutent les affections morales, le cancer fera des progrès rapides. J'ai vu des malades qui, dans l'espace d'un mois, ont présenté des végétations saignantes du centre de l'utérus, et par contre, j'ai eu l'occasion de constater chez des individus lymphatiques ou sanguins des cols hypertrophiés ou à l'état d'induration squirrheuse depuis l'espace de quinze ou vingt ans.

Une cause très-commune des affections du museau de tanche est la syphilis. Inutile de recommander la neutralisation du virus préalablement au traitement par les caustiques, car alors la maladie, traitée par les spécifiques aidés d'autres moyens, cèdera ou ne cèdera pas. Dans cette dernière hypothèse, on aura recours aux cautérisations qui réussiront plus souvent qu'elles n'échoueront, à cause de l'habitude particulière qu'a l'engorgement syphilitique de ne pas dépasser le col de la matrice, même dans les cas où il y a dégénérescence des tissus. La maladie dont nous parlons, entretenue par le principe vénérien, est la plus localisée de toutes les maladies d'engorgement provenant d'autres causes et accompagnées d'autres complications. Cette localisation dont le médecin peut très-facilement atteindre les limites, lui assure un brillant succès thérapeutique, rien que par l'usage des nitrates d'argent et de mercure acide ou de l'eau phagédénique. Par ces simples moyens, on voit souvent disparaître en peu de temps des fongosités ou des ulcérations qui, implantées sur un col allongé et dur, simulaient des érosions cancéreuses.

Les engorgements d'origine syphilitique n'amènent pas d'ordinaire les engorgements chroniques d'emblée, affections qui se déclarent plutôt après un long temps d'incubation du principe vireux. Et cependant, ce virus est souvent la cause des engorgements, cause qu'il faut deviner, mais qu'il n'est pas possible de constater parce que, datant de plusieurs années, elle est restée à l'état latent compatible avec l'exercice physiologique des fonctions de l'organe. D'après le docteur Bouchet, excellent observateur, il faut toujours se méfier de la préexistence du principe vénérien, pour peu qu'il y ait lieu de douter de la moralité de la femme, ou de celle du mari, si la femme est mariée, car, encore une fois, la pseudo-syphilis est une des causes fréquentes des engorgements du col de l'utérus. Plus d'une fois ce savant chirurgien a observé des femmes jouissant apparemment d'une santé florissante, se flétrir insensiblement, changer leur teint en une couleur jaune paille, et donner des symptômes de maladie utérine sans cause déterminée du changement survenu en peu de temps. Les confidences de la malade lui faisaient souvent découvrir que la cohabitation avec un homme ayant eu plusieurs affections syphilitiques, était la cause réelle de tous les accidents, et, dans ce cas, le traitement par les remèdes spécifiques réussissait complètement. L'emploi de la tisane de Pollini ou de la tisane de Vinache constituait la base de son traitement, auquel il associait l'usage des pilules de calomélas et d'aconit. Ces moyens aidés par le repos, les bains, les injections résolutives, et continués pendant plusieurs mois, lui ont valu les réussites les plus éclatantes.

Les préparations iodurées, introduites après dans la matière médicale, ont été appliquées aux affections syphilitiques anciennes, et, partant aux engorgements du col de l'utérus qui en dérivent. Ces préparations, à mon avis, méritent d'être préférées, mais dans le cas de pseudo-syphilis communiquée, il y a quelquefois deux individus à traiter pour obtenir une guérison complète, car il faut détruire le mal dans sa source, c'est-à-dire il faut guérir l'homme avant de guérir la femme.

Après la syphilis, vient la série très-nombreuse des affections herpétiques, qu'il faut envisager comme étant des causes très-fréquentes des engorgements du col utérin. Tout le monde sait combien de fois les leucorrhées succèdent à la répercussion d'une maladie hérpétique, et comment cet écoulement est à son tour la cause de gonorrhées rebelles et aussi d'engorgements, d'ulcérations, de crevasses ou gerçures sur les lèvres du museau de tanche. Combien d'eczémas supprimés ou guéris incomplètement vont porter leurs ravages sur les parties sexuelles ! Souvent bornés aux parties extérieures, ils alternent leur apparition et leur disparition, tantôt se fixant sur un endroit, tantôt sur un autre. C'est ordinairement à l'approche des règles qu'ils se déplacent pour se porter sur les organes génitaux, Alors les malades éprouvent un prurit insupportable, soit aux lèvres, soit plus haut à l'orifice du vagin et même aux approches de la matrice. Les endroits que ces eczémas quittent reprennent presque leur couleur normale, l'épiderme se dessèche et bientôt s'exfolie, on voit alors l'eczéma reparaître de nouveau dans un autre endroit. Cette cause ne détermine pas des maladies qui puissent dégénérer promptement; n'attaquant que la surface, elle se borne à produire des boursouflures : aussi, après le traitement général, les cautérisations suffisent-elles à rétablir la santé, et d'autant plus facilement que ces cautérisations seront alternées avec des injections sulfureuses, et lorsque la sensibilité de la malade le permet, avec les douches thermales. J'ai toujours eu à me féliciter de l'emploi des eaux sulfureuses et salines, telles que celles de Barèges, de Bagnères, d'Allevard, d'Uriage, de Louësche, etc., administrées sous forme de bains, de douches, d'irrigations, et même sous forme de vapeurs. Ces eaux administrées avec discernement, produisent les effets les plus salutaires, pourvu que l'on soit persévérant. Leur premier effet est celui de ramener l'éruption à la peau, où il est plus aisé de la combattre par l'action successive des eaux sulfureuses. Employées en injections, soit pures, soit mitigées, elles déploient une action résolutive (je parle des premières eaux que j'ai citées), mais les secondes moins sulfureuses et plus saturées de sels purgatifs, agiront efficacement comme dérivatives et en même temps comme remèdes spécifiques, au moyen du soufre qu'elles contiennent. Elles ont en outre l'avantage de pouvoir être continuées longtemps, et de produire un effet soutenu qui doit nécessairement faire céder le mal.

Après le traitement spécifique ayant pour but de rappeler à la peau l'affection herpétique, ou de l'attaquer directement là ou elle s'est fixée, il est un moyen qui produit souvent d'heureux résultats, et ce moyen consiste dans l'application réitérée de vésicatoires ou de sparadraps rubéfiants sur l'ancien siége du mal. Pour aider à remplir la même intention thérapeutique, on pourra établir un exutoire au bras ou à la cuisse, mais on n'aura recours à ce moyen qu'après avoir persévéré infructueusement dans l'usage du vésicatoire.

Le rhumatisme est aussi une cause des engorgements du col de la matrice. Dans ce cas, il est rare que l'engorgement se borne au col ; il affecte le plus souvent le corps de l'organe et même les ligaments. Il tient de la nature de la cause, se montrant nomade et se déplaçant d'un endroit à l'autre pour un temps plus ou moins long et à intervalles plus ou moins rapprochés. C'est ordinairement à l'occasion des suites de couches que cette cause se fait jour, et si elle n'amène pas facilement la dégénérescence organique, elle est cependant très-opiniâtre, malgré le traitement le mieux combiné.

Les bains, et particulièrement les bains de siége ne produisent ordinairement que des effets à peine appréciables, et sont même très-souvent la cause de l'augmentation de la pesanteur à l'hypogastre, des tiraillements dans les hanches, de la lassitude aux cuisses, effets qu'on ne saurait calmer qu'en supprimant les bains de siége. Les injections ordinaires ne soulagent pas toujours. Les cataplasmes chauds sur l'hypogastre, les embrocations huileuses et hypnotiques, les emplâtres rubéfiants, les demi-lavements émollients ou les lavements laxatifs, les purgatifs, lorsque l'état des voies digestives le permet, sont les moyens qui constituent la base du traitement le plus rationnel. Enfin les bains alcalisés, soit factices, soit naturels, les eaux savoneuses alcalines, les eaux de Plombières et de Bourbon-Lancy, de Néris et de Luxeuil, etc. amènent des guérisons inespérées. J'ai obtenu des résolutions radicales par les eaux de Plombières et de Luxeuil, et j'ai remarqué que ces eaux ont encore l'avantage de dégager de l'azote, qui s'échappe de la source ; or ce gaz est, comme personne ne l'ignore, très-bienfaisant dans les névralgies et dans les douleurs qui accompagnent l'inflammation. C'est sous forme de bains prolongés, d'irrigations et de douches sur le col de la matrice, que ces eaux sont salutaires, et sans produire aucun inconvénient. Elles ont aussi l'avantage de maintenir le ventre libre et de s'opposer ainsi à la constipation qui est si préjudiciable dans les engorgements utérins. Aussi ces eaux sont particulièrement indiquées lorsqu'il existe une maladie intestinale conjointement avec la maladie de matrice. Et cette coïncidence est encore assez fréquente, puisque souvent on voit ces deux maladies marcher de conserve et réciproquement s'entretenir. Il n'est pas sans utilité de tenter de détruire l'une par l'autre, ou, pour mieux dire, d'agir sur les intestins dans le but d'établir une dérivation à la décharge de la matrice.

Je pense que les eaux thermales en boisson ne sauraient être conseillées indistinctement dans tous les cas et à tous les malades, surtout si elles contiennent du fer et si la malade a un tempérament sanguin, car, dans cette circonstance, leurs effets seront probablement nuisibles. Madame N*** m'a offert une preuve péremptoire de la justesse de ce que je viens de dire. Cette dame très-robuste quoique âgée, d'un tempérament éminemment sanguin, a recours aux eaux ferrugineuses de Saint-

Clair-lès-Lyon, pour se débarrasser d'un prurit insupportable aux parties génitales. Après vingt jours de libations abondantes de cette eau, le prurit disparaît complètement pour faire place à des douleurs lancinantes dans l'utérus, à une sensation de pesanteur aux reins, et peu après à des végétations sur le museau de tanchs, qui ne tardèrent pas à tapisser la cavité de l'organe et à provoquer une dégénérescence de tout l'appareil. Il faut sans doute faire la part de l'idiosyncrasie et de la prédisposition particulière de la malade; mais il est incontestable que l'usage des eaux ferrugineuses a contribué à faire éclater une maladie, qui peut-être aurait été latente encore pendant des années, et à la pousser plus promptement à ses dernières limites.

Les affections morales sont des causes fréquentes des affections chroniques de l'utérus, et, sous leur influence persistante, une fois éclatées, elles parcourent sourdement leurs phases, sans débuter par des fluxions aiguës ; ce qui fait que la malade ne consulte pas le médecin. Cependant, un peu plus tôt, un peu plus tard le médecin est appelé, et alors on observe fréquemment des ravages indiquant que le mal a fait des progrès très-considérables. C'est dans ces cas que la distraction, les voyages, les bains thermaux, les bains de mer devraient être conseillés, et comme précaution indispensable, on doit tenir essentiellement à ce que la malade observe la continence la plus absolue, précaution du reste à laquelle il est toujours nécessaire d'obtempérer dans tous les cas de maladie de matrice, soit afin de ne pas surexciter l'organe, soit pour ne pas contrarier l'effet des applications médicamenteuses caustiques employées par le chirurgien. J'attache la plus grande importance à l'observation rigoureuse du repos de l'organe, car l'expérience m'a démontré que le coït a une influence remarquable, tendant à paralyser les effets du traitement le mieux combiné, et à accélérer la marche de la maladie.

A ce propos, il n'est peut-être pas inutile de noter que, de tout temps, on a préconisé dans les affections utérines chroniques les remèdes hypnotiques, les préparations de ciguë, et plus souvent celles d'aconit napel, conjointement à l'opium. Tous ces remèdes sont sans contredit très-indiqués, même comme coadjuvants d'autres beaucoup plus efficaces ; mais on ne saurait se dissimuler leur nullité dans les affections profondes de l'organe, cas dans lequel elles ne peuvent figurer que comme remède calmant. J'ai observé que l'emploi immodéré de ces substances occasionnait des troubles dans le système nerveux, assez importants pour me décider à en suspendre l'usage. La ciguë vantée par des médecins célèbres n'a pas les vertus qu'on s'est plu à lui reconnaître. Ne produisant pas de fâcheux effets lorsqu'elle est employée avec circonspection, je la prescris comme auxiliaire des moyens plus directs et plus actifs. Quant à l'aconit, on peut dire que, dans certains cas, il déploie une action bienfaisante et mérite d'être rangé au nombre des remèdes auxiliaires les plus efficaces, particulièrement dans les maladies utérines à prédominance nerveuse.

Enfin les remèdes anti-phlogistiques figurent parmi les moyens employés contre les affections chroniques de l'utérus. Il faut avouer que ces remèdes sont très-puissants contre les maladies aiguës, mais aussi que l'on ne peut se faire illusion sur leur médiocre pouvoir contre les maladies chroniques. L'emploi des moyens anti-phlogistiques sera subordonné au tempérament de la malade et au siége de la maladie. Ainsi ils produiront une amélioration notable chez les sujets sanguins ; mais il n'en sera pas de même chez les individus lymphatiques ou bilieux ou nerveux, car dans ces cas ils empêchent la réaction salutaire à l'organe induré. Ils seront très-indiqués contre les engorgements sans dégénérescence, c'est-à-dire lorsque les tissus n'ont pas encore été dénaturés. Généralement parlant, il sera convenable d'être très-sobre de saignées dans les simples engorgements chroniques ; on devra les réserver pour les femmes pléthoriques et puissantes par leur embonpoint et la richesse de leur constitution. Les saignées générales préparent très-bien la malade à l'application des sangsues ; car celles-ci produisent des effets plus sensibles lorsque leur application est précédée par une saignée.

Les sangsues ne produisent pas toujours les mêmes effets, quel que soit le genre de maladie de matrice à laquelle elles sont appliquées. Quoique leur application soit faite à propos, elles ne réussissent pas à amender la maladie dans toutes les circonstances, bien que leur action soit toujours avantageuse. De même, lorsque l'engorgement sanguin a fait place à l'induration, les sangsues ne sauraient provoquer qu'un soulagement passager des symptômes. Appliquées aux cuisses, une fois chaque mois, elles contribueront à la résolution de la maladie et favoriseront les effets des caustiques. J'ai observé qu'après l'ablation du tissu induré les souffrances reparaissent à l'approche des règles, à cause peut-être du flux de sang qui s'établit à cette époque à l'utérus, et qui, ne pouvant pas trouver une issue naturelle, exige qu'on l'extraie avec des moyens artificiels. Les sangsues remplissent parfaitement le but.

On a proposé l'application des sangsues sur le col de la matrice ; mais les effets de cette application ne répondent pas à l'attente. Tout en réussissant quelquefois dans les engorgements mous, ils ne font que retarder la marche de l'induration, qui, dès qu'elle existe, se montre rebelle à ce mode de traitement. Outre cela, il est à noter que, chez les personnes prédisposées aux dégénérescences organiques, les piqûres laissées par les sangsues se constituent le point de départ de granulations, qui, plus promptement se transforment en tissu fongueux ou en végétations saignantes.

Les révulsifs et les dérivatifs, soit par les emplâtres résineux, soit par les vésicatoires, les ventouses ou les cautères, sont à mon avis en toute circonstance de puissants auxiliaires, quel que soit le traitement principal que l'on adopte. Très-avantageux lorsqu'ils sont appliqués à la suite des sangsues ou des saignées générales, ils sont indispensables pour achever le traitement par les caustiques, qu'ils soient appliqués en vue de modifier l'organisme ou d'éliminer un tissu dégénéré. Je pense que le cautère au-dessus du pubis doit être appliqué dès le début, immédiatement après les cautérisations. Plus tard on le changera de place pour le fixer à la cuisse ou au bras.

Je conclurai, en achevant l'énumération des moyens thérapeutiques et autres employés dans le traitement des maladies de matrice, par recommander la position horizontale aux malades, comme étant indispensable. Il serait inutile de compter sur le succès des cautérisations profondes si la malade ne se résigne pas à garder le lit. En détruisant le col et une partie de l'utérus induré ou squirrheux, la matrice n'ayant plus d'appui, tend à descendre dans le vagin, provoquant ainsi, par son déplacement, des malaises à l'anus et aux cuisses aussi intolérables qu'ils l'étaient auparavant. Pour que la malade puisse se tenir debout, il faut que la guérison soit complète, et pour cela il est nécessaire que les tissus circonvoisins se rapprochent, se contractent pour soutenir la matrice par en bas. Lorsque l'ablation a été profonde, il est même nécessaire de faire usage d'un pessaire cylindrique pendant un certain temps, si la malade se livre à quelques tentatives de locomotion.

Tels sont les moyens généralement employés pour satisfaire à la double indication d'agir sur la partie malade et sur le reste de l'organisme, c'est-à-dire pour remplir les conditions inhérentes aux deux modes de traitements dont il a été question plus haut. Les maladies de matrice, lorsqu'elles se déclarent sur des sujets dont la constitution n'est pas altérée par une discrasie quelconque ou par une prédisposition à la dégénérescence structurale, prises à temps, cèdent assez facilement à l'un ou à l'autre ou à l'ensemble des moyens indiqués, appliqués avec toutes les variantes que les circonstances particulières peuvent exiger et avec l'intelligence nécessaire pour les appliquer à propos. Mais si malheureusement on a affaire avec une malade infectée d'un virus quelconque, d'un principe discrasique presque constitutionnel, ayant une tendance bien prononcée pour la diathèse carcinomateuse, tous les soins le plus judicieux, le mieux et plus largement prodigués, n'aboutiront la plupart du temps qu'à enrayer la marche de la maladie momentanément, toutes les fois même que l'on sera assez heureux pour ne pas constater l'inutilité de nos efforts. Il en sera de même ou à peu près, si la malade, nonchalante, a laissé passer l'époque de la maladie dans laquelle un simple dérangement superficiel se transforme tout à coup en une altération histologique. Dans ces deux circonstances, le chirurgien n'a plus de ressource à demander à la matière médicale impuissante à réorganiser des tissus qui ont changé leur disposition anatomique et chimique. Ces parties ainsi désorganisées deviennent un foyer d'irradiation phlogistique de mauvaise nature qui, en peu de temps, finit par envahir tous les tissus circonvoisins, même ceux qui n'appartiennent pas directement à la matrice. Bien souvent cette fâcheuse influence se complique d'autres résultats encore beaucoup plus funestes en tant que l'organisme y participe. Je fais allusion à la diathèse cancéreuse qui, à mon avis, peut préexister dans certains cas à l'éclosion de la maladie de matrice, mais qui, dans bien d'autres cas, reconnaît son point de départ et sa provenance dans la maladie de la matrice même, ce qui nous fait croire à deux modes de diathèse en général, à celui, veux-je dire, qui a ses racines dans les profondeurs et dans les germes de notre organisation, et qui constitue, à proprement parler, la prédisposition pour ainsi dire congéniale ou innée, et l'autre qui a une origine accidentelle et qui peut tenir indirectement à toutes les causes capables d'engendrer les maladies.

Lorsque le médecin se rencontre dans un de ces modes pathologiques, et qu'il peut se convaincre de l'insuffisance des ressources thérapeutiques, il est évident qu'il y a urgence à agir vigoureusement. C'est à la chirurgie et à ses expédients qu'il lui faut recourir, non seulement pour guérir un organe qui est sur la pente de la désorganisation, mais aussi pour abriter l'organisme de son influence malfaisante. Bref, le feu, le bistouri et les caustiques sont les ressources dont il peut et dont il doit faire usage le plus promptement possible.

Dans d'autres endroits de cet ouvrage, le docteur Floret s'est étendu sur le mérite relatif de ces moyens extrêmes, et il y aurait double emploi de nous en entretenir ultérieurement. Dans l'esprit de ce chirurgien, éclairé par une longue expérience, il n'est pas douteux qu'il ne convienne de donner la préférence à l'usage des caustiques et des caustiques les plus dévorants, bien entendu lorsque les symptômes et l'inspection par le toucher laissent crcire à une dégénérescence à plusieurs couches de profondeur. Car dans les affections superficielles, tout en reconnaissant l'utilité des caustiques pour modifier un tissu extérieur à peine altéré, il reconnaissait aussi que les caustiques violents auraient été et sont plutôt préjudiciables qu'utiles, en tant que la plaie profonde qu'ils creusent même dans un tissu sain, peut changer de nature à la suite d'une cause quelconque, et réveiller pour ainsi dire un principe morbide latent jusqu'alors, mais qui mis plus directement à contact des causes externes peut se développer et avec lui toute la cohorte des maux qu'il entraîne. Ainsi la question des cautérisations se réduit à une simple question d'opportunité et celle-ci en une question de rectitude de diagnostique. Tous les chirurgiens sont d'accord au sujet de la convenance d'employer les caustiques, mais la chirurgie est encore à désirer un *vade-mecum* sémiologique assez précis pour guider le praticien dans le choix de ces remèdes et dans la détermination du vrai moment d'agir.

L'étiologie et la thérapeutique des affections de matrice ont été traitées magistralement par le docteur Floret, et certes il n'y a pas grand chose à ajouter à l'énumération des causes et à la description des moyens curatifs que ce chirurgien nous a laissées. C'est tout ce qu'un observateur peut transmettre aux autres, et cela suffit jusqu'à un certain point comme pouvant servir de base à l'expérience et à l'observation du jeune chirurgien qui débute. Floret et ses contemporains n'ont pas eu l'avantage de profiter des prémisses que leurs prédécesseurs ignoraient et qu'eux ont légué à la génération actuelle. Voilà le vrai progrès dans la clinique. Tandis que Floret, Bonnet et autres ont dû tâtonner dans leurs recherches sur la meilleure manière d'appliquer les caustiques aux maladies de matrice et sur le choix du caustique qui mérite la préférence, les chirurgiens d'aujourd'hui, en prenant pour point de départ les derniers résultats des praticiens qui viennent de s'éteindre, auront moins de chemin à parcourir, et ce qui plus est, ils n'auront aucune recherche préalable à faire pour parvenir à déterminer soit les causes, soit les remèdes des maladies de matrice. La nosographie de ces affections ne laisse plus rien à désirer à cet égard, et sans préjuger à la possibilité de quelques surprises de la science, l'on peut croire que le véritable chemin pour connaître et traiter ces maladies est trouvé, et qu'il ne reste plus qu'à marcher sur l'ornière que Floret et Bonnet particulièrement nous ont tracée. L'on trouvera peut-être un caustique plus prompt et plus actif que la pâte de Canquoin, et le chimiste qui le découvrira rendra un véritable service à la chirurgie; mais il est difficile de présumer que l'on puisse inventer une méthode thérapeutique des affections de matrice qui ne repose pas sur l'emploi des substances caustiques.

Cette nosographie n'est pas cependant entièrement achevée, car, quoique l'on sache que les caustiques sont les remèdes les plus indiqués dans les maladies de l'utérus, jusqu'à présent l'on n'a pas explicitement et intelligiblement signalé les indications et les contr'indications de ce mode de traitement. Les caustiques, en effet, ne sont pas une panacée à laquelle il faille recourir dans tous les cas et dans toutes les époques de cette maladie, ce qui implique le besoin d'une étude détaillée de tous les accidents séméïotiques capables de nous aider à distinguer les occasions dans lesquelles il faut agir de celles où il est convenable de ne pas agir. C'est à obtenir cette notion pratique que doivent tendre les efforts des chirurgiens, non sous le point de vue d'augmenter le cadre des spécialités morbides.

et de compliquer ainsi la nomenclature nosologique, mais pour déterminer les limites et les renseignements exacts qui les tracent, au-deçà desquels la maladie est guérissable et au-delà tous les secours de l'art sont inefficaces. L'on préservera ainsi les caustiques du discrédit dans lequel tombe, après l'engouement, tout remède qui, trop vanté et indistinctement employé, n'a pas toujours répondu à l'attente. Si les deux chirurgiens lyonnais ont parfois un peu trop compté sur la puissance de ces moyens, même dans les cas les plus désespérés, ce n'est pas une raison ni pour les imiter ni pour les blâmer. Sans la boussole de l'expérience d'autrui, ils ne pouvaient moins faire que de s'exposer à dépasser le but, ce qui ne serait pas pardonnable à tous ceux qui venant après eux n'ont plus d'autre tâche à remplir que celle de rectifier.

SEPTIÈME OBSERVATION.

Engorgement du col dégénéré en excroissances cancéreuses.

Je fus consulté dans le courant de l'été 1845 par Mme R., âgée de 38 ans, d'un tempérament lymphatique, ayant un embonpoint remarquable. A l'âge de vingt ans, elle eut une grossesse et un accouchement laborieux. Depuis quelques années, cette dame ressentait une douleur à la région lombaire gauche, une sensation de pesanteur dans le bassin et au rectum, et une lassitude aux cuisses ; elle éprouvait surtout des besoins fréquents d'uriner et des céphalalgies accompagnées de maux de cœur. Comme ces malaises devinrent toujours de plus en plus rapprochés, elle consulta un médecin dont elle ne suivit les conseils que très-irrégulièrement, et ne trouvant aucune amélioration à ses maux, elle consulta plusieurs médecins les uns après les autres, et conséquemment elle suivit plusieurs traitements ou plutôt elle n'en suivit aucun. Se refusant à toute inspection par la main et par le spéculum, je lui prescrivis une saignée du bras, des bains et des injections émollientes et le repos. Mes prescriptions étant laissées à l'état de lettre morte, je ne revis plus cette malade qu'à la fin du mois de décembre. Les douleurs alors étant plus intolérables, la marche impossible, elle se décida à se laisser examiner. Je trouvai au toucher un développement extraordinaire du col, qui, appuyé sur le sacrum, descendait dans le vagin sous forme d'un cône tronqué à l'orifice très-dilaté et très-sensible au toucher. On y constatait des végétations saillantes plantées sur la lèvre postérieure. Le spéculum laissait apercevoir une ulcération en dedans de l'orifice. La malade avait une perte épaisse et jaunâtre très-abondante. Après les règles, revenaient des pertes rouges en grande quantité. C'était donc un engorgement du col de date ancienne et déjà dégénéré. Le 2 janvier 1847, je fis l'excision des végétations avec des ciseaux courbés sur le plat, et je cautérisai avec un bourdonnet de charpie imbibé de nitrate acide de mercure. Ces cautérisations répétées trois fois dans l'espace d'un mois suffirent à éliminer ces végétations. Mais l'ulcération persistant, j'eus recours au caustique de Vienne que je réappliquai trois fois dans le courant du mois de février. Je fis des pansements avec des pommades opiacées, injections calmantes et bains de siége, etc.

Dans le mois de mars suivant, la surface du col présentait un meilleur aspect ; mais les douleurs persistaient, ainsi que la pesanteur dans le bassin, et les lancées douloureuses à la matrice. Les forces de la malade s'épuisaient et ses souffrances augmentaient de jour en jour. En avril, je continuai les cautérisations avec le nitrate acide de mercure que je portai sur l'orifice ulcéré et dilaté, donnant issue à une sérosité rougeâtre et parfois à des caillots de sang. Malgré le ménagement observé en cautérisant, dans la crainte de réveiller les crises douloureuses, la métrorrhagie reparut. Le 4 mai, je portai deux boutons de fer rouge dans l'orifice du col, et je tamponnai avec une éponge imbibée d'eau froide. Cette cautérisation arrêta pendant trois semaines la perte rouge, et les crises lancinantes parurent se calmer. Je pus continuer alors les autres moyens avec plus de régularité. Bains de siége, injections fréquentes, hypnotiques à l'intérieur : à la suite de ces remèdes, j'obtins une trève d'un mois, après lequel laps de temps les mêmes symptômes ne tardèrent pas à reparaître. A la chute des escharres, l'ulcération avait toujours le même aspect; la métrorrhagie reparut; le col se présentait bosselé, dur, replié en arrière; ces douleurs cependant avaient diminué d'intensité et de fréquence.

Convaincu de l'insuffisance du traitement, je pris la résolution d'enlever le col au moyen de la pâte chlorurée étendue sur du sparadrap. Dans le mois de juin, j'eus une consultation avec le docteur Bonnet qui me proposa l'emploi de son spéculum à valves, ce à quoi j'adhérai. Les inconvénients auxquels on est exposé en se servant de cet instrument me déterminèrent à songer à le remplacer par un autre d'une autre conformation et disposition, ce qui a donné lieu à mes spéculums dont il a été question dans un chapitre précédent.

Le spéculum, tout d'une pièce, fixé par les courroies, me permettait de voir la partie du col malade qui tombait dans le champ de l'instrument, et m'offrait la possibilité d'une application caustique cette fois efficace. Sept heures de permanence de la pâte chlorurée procurèrent une escharre dure, sèche, blanchâtre, dont le tissu semblait applati par la compression, d'une épaisseur presque d'un centimètre et de quatre centimètres de diamètre. Cette escharre tomba le neuvième jour. La malade ne voulant pas se soumettre à une seconde cautérisation, j'attendis jusqu'au 10 juillet. Cette fois, j'avais perfectionné mon porte-caustique et je pus m'en servir avec tout l'avantage désirable; une seconde escharre plus épaisse que la première fut le résultat de cette seconde cautérisation qui avait pénétré dans l'orifice et enlevé la partie interne des deux lèvres. Je fus forcé d'interrompre les cautérisations par la réapparition des accidents nerveux. A cette époque, le corps de l'utérus était plus bas et plus volumineux, et il s'en écoulait une sérosité roussâtre. Quelques jours d'un traitement émollient suffirent pour dissiper cet état de choses. L'utérus s'était relevé et assoupli, le col s'était resserré et avait diminué de volume, il n'était plus sensible au toucher. Introduction d'un porte-caustique en cône pendant dix heures; mêmes suites douloureuses : interruption nécessitée par l'état du moral de la malade.

Le 28 août, je dénudai la partie postérieure du col au moyen de la pâte de Vienne et ensuite je posai un disque de sparadrap chloruré sur l'ulcère, en le tenant en place pendant dix heures : cette fois la cautérisation ne fut pas aussi douloureuse que les précédentes ; toutefois la malade éprouva à la suite des frissons auxquels succédaient des bouffées de chaleur, désagréments qui au bout de quelques jours de repos et de l'usage des substances émollientes, disparurent complètement, laissant la malade dans un état de calme que depuis longtemps elle n'avait pas éprouvé.

L'ablation du col semble avoir atteint le point de départ de cette affreuse symptomatologie. Oui : j'étais arrivé à la limite de l'affection organique. En effet, les premières escharres étaient molles, friables, présentant des nuances variées entre le gris et le noir ; mais la dernière était d'un blanc grisâtre uniforme, plus consistante et formée, on aurait dit, d'un tissu plus homogène simplement induré. Cette dernière avait laissé une excavation profonde donnant un écoulement roussâtre, mais point de pertes rouges.

Le 10 septembre, les règles paraissent et durent trois jours ; elles ne sont pas suivies cette fois par des douleurs lancinantes ni par la sensation de pesanteur dans le fondement. La malade n'éprouve que des tiraillements dans les cuisses et les hanches. Les cautérisations profondes avaient donc modifié heureusement l'état général, quoique il restât encore beaucoup à faire pour conduire l'utérus à l'état normal. D'abord une grande plaie qu'il fallait panser avec le nitrate d'argent, ensuite il y avait à satisfaire aux indications thérapeutiques générales. Ainsi je prescrivis un bain chaque jour, des injections, des hypnotiques à l'intérieur pour calmer les crises qui cette fois ne partaient pas de l'utérus mais de l'épigastre. Ces crises étaient probablement entretenues par l'usage de l'éther et de l'opium, dont la malade abusait à mon insu. Deux mois de ce traitement ont suffi pour ramener la santé ou plutôt une amélioration dans la situation de la malade, amélioration qui ne dura pas malheureusement longtemps et voici pourquoi.

La malade se portait assez bien pour reprendre ses habitudes qui n'étaient pas de nature à favoriser la guérison de la maladie. En effet, une matrice fatiguée par un exercice intempestif ne tarda pas à s'affecter de nouveau, et bientôt reparurent tous les symptômes que l'on venait de faire disparaître au moyen des cautérisations. La marche même de ces symptômes fut rapide ; la matrice redevenue volumineuse et dure présentait un col déchiré laissant échapper un pus séro-sanguinolent, d'une mauvaise odeur. La maigreur augmentait à vue d'œil, l'épuisement des forces marchait à l'avenant, et deux mois plus tard, en février, la malade se racornissant sur elle-même, succomba à une affection indubitablement cancéreuse.

Réflexions. — Chez cette malade, l'ablation du col n'a pu être faite qu'après un temps précieux, gaspillé en cautérisations impuissantes et pendant lequel le mal qui avait déjà débuté par des symptômes fâcheux, s'était transformé en cancer. La pâte chlorurée appliquée sur le col pendant quelques heures loin d'exaspérer les douleurs les rendait par contre un peu plus tolérables ; mais à cette époque la dégénérescence avait envahi tout l'organe, et dès lors il était impossible d'en atteindre les limites.

Malgré l'état avancé de cette maladie, je pense que la suppression du col aurait pu mettre un terme à l'affection organique ou tout au moins en entraver la marche pendant un temps très-long; mais les habitudes de la malade ont toujours contrarié le traitement. L'expérience m'a appris plus tard que les cautérisations n'étant pas un obstacle au rapprochement des sexes, sous l'influence de cet exercice pernicieux, l'affection organique prend le caractère aigu, et marche plus rapidement à une issue funeste avec exacerbation de tout le cortége symptômatique.

Je pourrais citer bien des exemples de femmes que j'ai vu mourir beaucoup plus promptement que la marche ordinaire de la maladie n'aurait laissé supposer, à cause du genre de vie désordonné auquel elles n'ont jamais su ou n'ont pas voulu renoncer. L'on peut établir comme une condition indispensable du traitement la continence absolue, et comme la plus mauvaise de toutes les habitudes, celle de donner libre carrière à ses penchants dissolus. Cette maladie, toujours grave par elle-même, est irréparable si l'on use, et encore plus si l'on abuse du coït.

HUITIÈME OBSERVATION.

Introversion de l'utérus réduite spontanément, le huitième mois, par suite des cautérisations au chlorure de zinc, et de la compression continue exercée par mon porte-caustique à ressort.

(*Extraite de la* GAZETTE MÉDICALE DE LYON.)

Dans les premiers jours du mois de septembre de l'année 1858, je fus consulté par le docteur Clopin, de Saint-Jean-de-Losne (Côte-d'Or), pour une jeune femme primipare atteinte d'une introversion au second degré de l'utérus.

Madame V..., âgée de 19 ans, d'un tempérament lymphatique nerveux, d'une faible constitution, était accouchée cinq mois auparavant. L'accouchement avait été très-heureux, lorsque, quelques heures après la délivrance, elle fut saisie de contractions violentes de l'utérus qui se renversa et présenta une tumeur conique entre les lèvres de la vulve. Le docteur Clopin voulut faire instantanément la réduction ; mais la malade s'y opposa d'une manière si formelle qu'il fut obligé d'y renoncer. Des métrorrhagies continuelles en furent la conséquence ; la malade s'affaiblissait de jour en jour ; et lorsque je fus appelé, au mois de septembre, l'état chloro-anémique était arrivé à un tel point, que la malade ne pouvait plus se tenir sur ses jambes ; le pouls était petit, déprimé, les battements du cœur étaient accompagnés d'un bruit de souffle bien caractérisé. La face était bouffie, décolorée, couleur de cire ; la pauvre femme ne pouvait se livrer au sommeil sans se réveiller dans un bain de sang.

Plusieurs médecins avaient tenté en vain la réduction. J'essayai à mon tour.

La tumeur se présentait à l'orifice de la vulve en forme de cône très-dur à surfasse lisse, d'un rouge livide et du volume d'un gros œuf de poule. Le doigt introduit dans le vagin pouvait la contourner et rencontrait, à la hauteur de neuf centimètres, un cul-de-sac circulaire en forme de bourrelet. L'état de faiblesse de la malade ne permettait pas l'éthérisation ; je tentai la réduction sans recourir à l'assistance de ce moyen puissant.

Les doigts indicateur et médius introduits en arrière et appuyés sur le sacrum, je fis de grands efforts avec le pouce pour retourner la tumeur, mais je ne parvins qu'à la faire remonter dans le bassin sans obtenir le moindre refoulement du cône ; il était tellement dur qu'il ne paraissait offrir qu'une masse compacte.

J'introduisis alors mon spéculum cylindrique et je fis de nouvelles tentatives avec un mandrin à extrémité arrondie. Je fus obligé de renoncer à ces manœuvres qui ne pouvaient plus être tolérées par la malade.

C'est alors qu'en désespoir de cause, je conseillai au docteur Clopin de pratiquer des cautérisations avec le sparadrap au chlorure de zinc, porté par mon porte-caustique à ressort fixé dans le spéculum, espérant, par ce moyen, faire l'ablation de toute la surface introversée et mettre un terme aux métrorrhagies.

Ces cautérisations furent pratiquées à plusieurs reprises, du mois de septembre au mois de janvier ; mais le caustique, agissant sur une masse très-dure et recouverte d'épithélium qu'il aurait fallu préalablement détruire par la pâte de Vienne, ne put faire que des escharres superficielles. Mon porte-caustique à ressort, en appuyant d'une manière continue sur le sommet du cône, aidé probablement par l'action du caustique sur la fibre contractile de l'utérus, avait déterminé une dépression du sommet; et les deux moyens combinés, provoquant tout à coup une contraction violente du viscère, la réduction s'opéra brusquement et, après quelques contractions douloureuses, la matrice se retourna d'elle-même. Le docteur Clopin, appelé auprès de la malade, reconnut au toucher que le vagin était libre et que le col de l'utérus encore dilaté avait repris sa position et sa forme normale.

A dater de cette époque, les métrorrhagies cessèrent, l'état chloro-anémique se dissipa graduellement, toutes les fonctions reprirent leur cours ordinaire; et dans le mois d'avril, je pus constater cette cure inespérée. Aujourd'hui, 4 juillet, cette femme est enceinte de deux mois.

Les passages suivants des deux lettres du docteur Clopin, datées de janvier 1859, ne peuvent qu'ajouter à l'intérêt de l'observation.

2 janvier.

Monsieur,

« Je viens vous demander de nouveaux conseils pour notre jeune malade. Son état est loin de s'améliorer : des hémorrhagies continues, l'abaissement de la tumeur, enfin la dureté du tissu de l'utérus renversé, sont des accidents qui me tourmentent et dont je suis loin d'entrevoir le remède absolu.

Comment arrêter ce suintement continuel de sang et qui augmente d'une manière alarmante pendant le sommeil, au point que la malade est forcée de passer des nuits dans un fauteuil et de vaincre le besoin de repos ?

L'abaissement de la tumeur est devenu tel que j'ai été obligé de la rentrer une fois. Cet accident avait été le résultat d'efforts pour aller à la selle.

Enfin la tumeur forme un boudin solide, compacte, très-dur, et absolument irréductible. Le renversement est complet. Il est très-difficile de reconnaître la rainure qui sépare le col de la partie la plus élevée de la matrice retournée.

Il me paraît absolument impossible de tenter une

réduction. La tumeur fuit sous le doigt, et quand même on arriverait à forcer le col contre le sacrum, comment faire remonter la partie déclive à travers une tumeur aussi solide?

Actuellement, je crois les cautérisations impuissantes; du moins entre mes mains, etc. »

16 janvier.

Monsieur,

« Je vous avais dit, dans ma dernière lettre, que j'avais tenté la réduction chez notre malade en continuant le procédé que je vous avais vu employer; et je crois vous avoir averti que cette tentative m'avait paru tout à fait insignifiante quant au résultat immédiat. Néanmoins, depuis cette époque, la jeune dame ressentait chaque jour des douleurs parfaitement semblables à celles que nous avions déterminées en refoulant l'utérus renversé. Enfin, vendredi soir, 14 de ce mois, à 5 heures du soir, la malade rentrait dans sa chambre au moment où elle a été prise d'une douleur atroce; elle a poussé des cris déchirants en prononçant ces mots : *Ça me pousse bien plus fort qu'à l'épo-*

que où la réduction a été tentée par MM. Floret et Clopin.

J'ai été appelé immédiatement, et j'ai constaté à ma grande satisfaction que l'utérus était parfaitement et entièrement réduit, avec cavité intérieure, ainsi que me l'a prouvé mon doigt introduit profondément. Voilà trois jours passés, et le col est revenu sur lui-même, à ce point de faire douter de la réalité de la maladie antérieure. »

J'avais adressé au docteur Clopin le mémoire du docteur Barrier sur la réduction manuelle opérée par notre habile chirurgien, sur deux cas d'introversion datant de plusieurs mois ; et c'est après la lecture de ce mémoire qu'il m'adressa sa première lettre. Malgré cela, il jugeait comme moi la réduction manuelle sinon impossible, du moins non exempte de danger et de grandes difficultés. Peut-être par des efforts plus persévérants, aurions-nous pu obtenir un pareil succès ; mais l'état de faiblesse, de sensibilité nerveuse de la malade, joint à la conformation des parties génitales, ne nous ayant pas permis d'insister, il fallait se résoudre à un parti quelconque, pour ne pas laisser succomber la malade par suite d'hémorrhagies excessives et continues ; le hasard nous a procuré ce nouveau moyen.

NEUVIÈME OBSERVATION.

Hypertrophie avec induration du col de l'utérus. — Prolapsus, granulations saignantes, excoriation de l'orifice. — Ablation jusqu'au cul de sac du vagin. — Guérison.

Madame L***, ouvrière en soie, est âgée de quarante-huit ans, d'un tempérament lymphatico-sanguin, d'une taille élevée et d'une musculature très-prononcée. Quinze ans auparavant, cette dame fut atteinte, à la suite d'une couche, d'un rhumatisme erratique, qui parfois se portait sur les ligaments de la matrice, souvent sur les enveloppes du cœur, et lui causait de l'oppression et des palpitations alarmantes. Traitée à l'époque par le docteur Bouchet, les symptômes cardiaques disparurent, mais en revanche cette dame ressentait presque constamment de la pesanteur au bassin, au sacrum, aux hanches et de la lassitude aux cuisses. Continuant à vaquer à ses occupations ordinaires, ce qui l'obligeait à faire des courses très-longues, ce n'était que de loin en loin que cette dame avait recours à la médecine, et seulement lorsque ses souffrances s'exaspéraient. La suspension du travail, le repos, des injections, des saignées, quelquefois des sangsues aux cuisses, tels étaient les moyens qu'elle employait pour se procurer un soulagement qui, aussitôt obtenu, la décidait à suspendre tout traitement ultérieur. Elle consulta plusieurs médecins, mais sans de grands résultats, et ce ne fut qu'en l'année 1837 qu'elle s'adressa à moi. Le toucher me fit connaître un allongement considérable du col, abaissé et dirigé en arrière ; les lèvres étaient saillantes, et l'orifice de la matrice presque oblitéré. Le spéculum ne laissa apercevoir aucune excoriation ni aucun changement de couleur ; seulement, il s'écoulait de l'organe malade un liquide muco-pus épais très-abondant. Les moyens ordinaires, je l'ai déjà dit, la soulageaient temporairement, et les règles étaient abondantes et régulières. Ayant épuisé toutes les ressources thérapeutiques, je lui conseillai le repos, quelques bains, des injections, une ceinture hypogastrique, et je lui dis d'attendre ainsi quelque temps. Les bains froids du Rhône avaient amené, en 1844, une diminution sensible de tous les malaises qu'éprouvait cette dame ; mais quelques atteintes rhumatismales la forcèrent à y renoncer. Pendant ce temps, la sensation de pesanteur devint plus continue et plus intolérable. La malade avait fait usage de pessaires de formes et de constructions diverses, sans aucun avantage, lorsqu'elle se décida à se soumettre à l'examen par le spéculum. Le col se montra très-allongé, gros et incliné en arrière ; il paraissait bosselé, et à l'orifice on remarquait des excoriations et des granulations saignantes. Ce col avait des dimensions telles qu'il ne pouvait entrer que par moitié dans un spéculum de quatre centimètres de diamètre. Son volume était donc d'un tiers plus gros qu'à l'ordinaire. La présence du cautère avait causé de nouveaux désordres. Je fis quelques cautérisations avec la solution de nitrate d'argent à des distances éloignées, et je ne revis la malade que de loin en loin. En août 1847, cette dame avait renoncé à son travail, car les courses, même les plus courtes, lui causaient des maux de reins intolérables. Je lui proposai l'ablation du col par l'appareil que je venais d'inventer. Je priai le docteur Bonnet de vouloir bien constater l'état de la maladie et de me donner son avis. Il reconnut, lui aussi, une hypertrophie du col, dont les lèvres arrondies, saillantes et renversées en dehors avaient presque oblitéré l'orifice. Le prolapsus était plus prononcé; le corps de l'utérus était sain et entéversé.

Le 13 août, cautérisation de neuf heures avec la pâte de Canquoin, après avoir préalablement dénudé le col au moyen de l'application de la pâte de Vienne. Malgré la durée de la cautérisation, on n'eut à constater aucune réaction de quelque entité, ni de fièvre. L'escharre couvrait toute la lèvre antérieure, qui se montrait aplatie et déprimée. Le neuvième jour, l'escharre tombe; elle a un centimètre d'épaisseur et quatre de diamètre; dure et sèche. La surface altérée présente une profonde échancrure sur laquelle j'applique immédiatement un second disque de pâte chlorurée, et je la maintiens en place pendant onze heures. Le huitième jour, l'escharre tombe; elle est de la même dimension que la précédente. La lèvre postérieure se présente dans le champ du spéculum, et à son tour elle est attaquée par une cautérisation de douze heures de durée. Six cautérisations suffisent pour opérer l'ablation de cet énorme col et arriver au cul-de-sac du vagin. Je fis encore une dernière cautérisation pénétrant dans l'orifice. A la chute de la dernière escharre, le doigt pouvait pénétrer dans le canal utérin.

Toutes ces cautérisations n'eurent aucune suite mauvaise. La malade fatiguée de ses maux avait accepté avec courage et subi avec résignation tous ces moyens de guérison, et, très-docile, elle ne négligeait aucun de nos conseils. Bains tous les jours, irrigations émollientes, repos et position horizontale furent mis en pratique et ne tardèrent pas à rétablir la malade de manière à ce qu'elle put reprendre ses anciennes occupations. L'année suivante, nous lui conseillâmes les eaux de Bourbon-Lancy. Aujourd'hui (29 juillet 1858), onze ans après l'opération, j'ai revu cette malade et j'ai pu constater sa guérison parfaite.

J'ai pu m'assurer que lors même que le col de la matrice a été exporté par les caustiques, les maux de reins continuent encore pendant un temps plus ou moins long. Je conseille donc, dans cette circonstance, le repos et la position horizontale pendant plusieurs mois, les injections émollientes et détersives jusqu'à cicatrisation complète de la plaie, et plus tard les injections froides, les bains de rivière ou les eaux thermales de Plombières, de Luxeuil, de Bourbon, etc.

DIXIÈME OBSERVATION.

Engorgement et induration du col, prolapsus avec antéversion, granulation et excoriation de l'orifice.

Madame D..., âgée de 45 ans, douée d'un tempérament sanguin-bilieux, ayant un teint pâle et de l'embonpoint réclama, en 1848, mes soins.

Depuis cinq ans, cette dame avait des pertes rouges presque continuelles, des maux de reins intolérables, s'étendant à la région du coxyx. Depuis quelque temps, la marche était difficile, et les malaises gastriques s'augmentaient de jour en jour. Madame avait renoncé depuis bien des mois aux traitements qu'elle avait entrepris à plusieurs reprises, et toujours sans aucun soulagement.

Ces renseignements anamnestiques que je pus recueillir de la bouche de la malade m'engagèrent à m'assurer de *visu* et de *tactu* de l'actualité de la matrice, et à cet effet soit au moyen du doigt, soit en me servant du spéculum, je reconnus bientôt que le corps de l'organe était souple, mobile et d'un volume normal, mais avec déviation en avant. Le col était énorme, arrondi, dirigé en arrière. L'orifice se montrait encombré par des granulations saignantes, et quelquefois la matrice se déplaçait de manière à faire descendre le col jusqu'à la vulve, ce qui avait obligé la malade à porter un pessaire, quoique sans résultats satisfaisants.

La première indication thérapeutique à satisfaire me parut celle d'enlever au moyen du caustique une couche de tissu excorié, et peut-être autant de couches qu'il fallait pour atteindre au tissu sain. Je me décidai donc pour l'application de la pâte de Canquoin à demeure.

La malade fut préparée pendant quelques jours à l'opération par le repos et un traitement général.

Le 6 avril, à l'aide de mon spéculum, j'applique un disque couvert de pâte chlorurée, d'un diamètre de trois centimètres, sur la surface fongueuse, et je le laissai appliqué pendant douze heures. J'obtins une escharre qui comprenait tout le sommet du col, ou pour mieux dire tout le bord de l'orifice de la matrice, puisqu'on pouvait constater l'orifice au milieu de l'escharre.

Le 17 avril, je fis une seconde application assez grande pour recouvrir toute la surface demandée par la cautérisation précédente. La malade ne put supporter l'appareil au-delà de neuf heures, à cause de la compression plus forte exercée par le porte-caustique. A la suite de la chute de la seconde escharre, le col se trouva presque entièrement éliminé, et la plaie présentait une surface applatie, couverte de boutons charnus. Je prescrivis des bains de siége, des injections détersives, et je fis des pansements locaux avec des cérats calmants. Je passai à différentes époques la solution de nitrate d'argent sur la surface de la plaie qui se rétrécissait rapidement.

En juin suivant, deux mois après les cautérisations, l'orifice du museau de tanche offrait encore un aspect fongueux qui me décida à une troisième application du sparadrap chloruré de la durée de six heures, en fixant le sparadrap sur un embout conique. A la chute de l'escharre, les alentours de l'orifice présentaient un meilleur aspect : ainsi, à l'aide de pansements simples et de quelques autres moyens auxiliaires, le col de la matrice finit par se cicatriser entièrement, et la guérison fut complète en août suivant.

Ces trois cautérisations ayant suffi à éliminer la partie hypertrophiée et fongueuse du col, je ne poussai pas plus loin les cautérisations. J'avais doublé à chaque fois l'épaisseur de la couche caustique; je devais donc à chaque application obtenir une escharre plus grosse; ce qui réellement s'est réalisé. Dans ce cas, une circonstance favorable contribua puissamment à l'efficacité du caustique puisque il n'y eut aucun suintement liquide, et conséquemment la pâte put conserver sa consistance, condition essentielle pour obtenir une cautérisation plus profonde.

Cette malade reçut mes soins jusqu'au mois de

décembre de la même année, toujours en suivant avec la plus grande exactitude mes conseils. Elle s'assujétit à la position horizontale jusqu'en octobre, et à cette époque elle pouvait déjà se livrer à quelques courses sans ressentir les malaises qui la gênaient autrefois.

La matrice, cependant, continua à être légèrement déplacée, mais soutenue par les brides résultant de la cautérisation, et plus légère à cause de la suppression du col, elle n'exerçait plus de frottements douloureux en arrière. L'année suivante, la malade alla aux eaux de Bourbon-Lancy, et après avoir encore pendant quelques mois ressenti des maux de reins, elle finit par guérir complètement, et je suis autorisé à croire qu'il en est réellement ainsi, car depuis plusieurs années je n'ai plus eu l'occasion de lui donner des soins pour une indisposition quelconque de matrice.

ONZIÈME OBSERVATION.

Engorgement induré avec granulations saignantes ; tendance à l'ulcère rongeant.

En avril 1851, je fus consulté par Madame P..., demeurant place de la Guillotière.

Madame était âgée de 50 ans ; douée d'un tempérament bilieux-nerveux, elle présentait un aspect blême, beaucoup de maigreur et des chairs flasques. Pendant plusieurs années, elle avait reçu les soins du docteur Nichet qui lui avait cautérisé la matrice avec le crayon de nitrate d'argent à douze reprises différentes. Elle portait un pessaire depuis trois ans, et comme ce pessaire, loin de calmer ses maux de reins, les lui rendait de jour en jour de plus en plus intolérables, je le lui ôtai. Au toucher, je retrouvai le col dirigé en arrière et à droite, et sa lèvre postérieure était bosselée, ronde et presque calleuse. La lèvre antérieure pointue, allongée, molle : l'orifice dilaté.

Le spéculum dirigé en arrière et à droite pour y faire entrer le col, laissait voir tout autour de l'ori fice utérin des granulations saignantes suintant du muco-pus mêlé à du sang. Je prescrivis les moyens ordinaires, et quelques jours après, je fis des lotions sur cette surface granulée ainsi, que dans l'orifice saignant, avec une éponge imbibée de solution de nitrate d'argent.

Pendant cinq mois environ, je répétai tous les cinq ou six jours des cautérisations légères de nitrate d'argent dissous ou de nitrate acide de mercure ; mais comme je n'obtenais pas la résolution de la maladie, je me décidai à appliquer la pâte chlorurée que je tins en place pendant deux heures. A la suite de cette cautérisation, l'état de la malade s'améliore sensiblement, de manière à pouvoir se passer de mes soins. Je ne revis plus cette malade qu'en 1857, six mois après, et voici ce qui la détermina à me consulter de nouveau.

Elle éprouvait depuis plusieurs mois des douleurs sourdes presque continuelles en bas des reins et aux hanches, et souvent des lancées à la matrice. Ces douleurs lancinantes retentissaient à l'épigastre, où elle éprouvait des spasmes fréquents accompagnés par une dispepsie de tous les jours. La marche était devenue impossible, son état moral tout autre que rassurant faisait craindre une affection bien avancée. Le col de la matrice n'avait pas sensiblement augmenté de volume : le corps même de l'organe avait diminué ; mais il était renversé avec une petite déviation à gauche ; le col était dirigé à droite et en arrière. Pour saisir l'orifice, il fallait diriger le spéculum dans ces directions ; alors par un effet de bascule, le col entrait dans le centre de l'instrument, d'où l'on apercevait à l'orifice une ulcération profonde, de couleur rouge foncée, saignante et paraissant s'étendre jusqu'à l'intérieur de la matrice. Comme cette malade était affectée moralement à cause de la rechute qu'elle avait éprouvée après sept ans, et à cause de la gravité des symptômes je fus obligé, d'employer pendant un mois un traitement calmant, en partie dirigé à la localité malade, et en partie en vue de lui calmer les souffrances gastralgiques qui en constituaient la plus alarmante complication ; mais comme ces soins restaient infructueux, la malade me pria de lui faire la même cautérisation qui l'avait soulagée et guérie même autrefois.

Le 6 septembre, je portai un bourdonnet imbibé de nitrate acide de mercure sur l'ulcération en le laissant en place pendant quelques minutes, et en en faisant suivre l'application par des irrigations émollientes, par les bains de siége et les pansements avec une pommade opiacée. Les cautérisations soit avec la pierre infernale, soit avec le nitrate acide de mercure furent continuées jusqu'en novembre; mais sans amélioration sensible dans les souffrances de la malade qui, malgré sa répugnance pour les cautérisations chlorurées au spéculum, finit par les accepter comme le seul moyen sur lequel l'on pouvait fonder un espoir quelconque, d'autant plus qu'elles avaient réussi la première fois.

Le 10 novembre, j'appliquai un cône de sparadrap caustique pendant quatre heures seulement, ne pouvant pas le supporter plus longtemps. Cette cautérisation modifia la nature des crises qui n'étaient plus si aiguës et fit cesser les douleurs de la matrice, mais sans changer rien aux malaises gastralgiques. L'escharre fut mince, la cautérisation n'ayant atteint que la lèvre antérieure. Le 20 novembre, la malade étant un peu mieux disposée à subir une plus longue séance, je fis une seconde cautérisation chlorurée de six heures qui, à cause d'un déplacement survenu dans le col, n'atteignit pas le but. Le 30 novembre, nouvelle cautérisation de cinq heures : cette fois le cône avait pénétré dans l'orifice très-profondément, ce qui me permit de réappliquer un trochisque de sparadrap chloruré pendant six heures.

Ayant lieu de croire que ces trois cautérisations avaient suffi pour éliminer toute la partie fongueuse de l'orifice, je continuai les autres moyens jusqu'en janvier 1858. A cette époque, le col était évidé mais non guéri, car les douleurs lancinantes existaient toujours ainsi que la gastralgie. Il me fallut donc reprendre l'usage de la pâte chlorurée, dont je fis deux applications de quatre heures chaque à quinze jours d'intervalle. Je réussis ainsi à évider la partie interne du col et à parvenir à la partie saine de l'orifice qui, se rétrécissant petit à petit, se cicatrisa assez promptement. Les pertes rouges cessèrent et l'estomac reprit à exécuter normalement ses fonctions. La malade reprenait ses forces et de l'embonpoint, et en mai 1858 je pus constater son rétablissement complet.

Chez cette dame, des granulations saignantes avaient été cautérisées par le docteur Nichet, ensuite par moi par des caustiques légers et sans aucun résultat, parce qu'elles surgissaient sur un col engorgé. Cette maladie n'a cédé qu'à un traitement opiniâtre et énergique. Les granulations avaient fait place à une ulcération qui dépassait l'orifice et qui ne céda qu'à des cautérisations profondes, telles qu'il en fallait pour détruire la conche dégénérée.

NOTE DU RÉDACTEUR.

Malgré l'intention bien arrêtée de ma part de ne rien ajouter ni de rien retrancher aux notes laissées par le docteur Floret, je croirais cependant m'exposer au reproche d'insister par trop dans le même genre de preuves, si pour faire ressortir toute l'importance de la méthode employée par ce chirurgien dans le traitement des maladies de matrice je voulais transcrire toutes les observations qu'il nous a léguées. Ces observations sont très-nombreuses ; mais comme toutes ont trait aux maladies chirurgicales d'un même organe, et que c'est toujours à l'aide des caustiques que Floret les a traitées, il est évident qu'elles doivent toutes aboutir à démontrer la convenance des cautérisations appliquées avec autant de persévérance et d'énergie qu'il faut pour détruire et enlever toutes les couches atteintes de dégénérescence. Celles que j'ai rapportées suffiront, je l'espère, à faire saisir la vraie manière de procéder dans toutes les circonstances où l'on aura affaire avec une altération quelconque du col de la matrice rebelle à tous les remèdes médicaux et autres rationnellement employés, car ce n'est qu'après des tentatives infructueuses d'un traitement par les caustiques ordinaires et par les applications médicamenteuses les plus usuelles que l'on doit avoir recours aux cautérisations énergiques, *ultima ratio*, dans ce genre d'affections. Tout le monde sait que beaucoup d'engorgements du col et beaucoup d'autres altérations superficielles de cet organe cèdent assez souvent à l'usage des moyens d'action très-faible comparativement à celui de la pâte chlorurée.

Si la thérapeutique chirurgicale des maladies du col de la matrice est très-restreinte, par contre les formes de ces maladies sont très-variées, et toutes ne s'accommodent pas des cautérisations profondes ou superficielles. Il est donc très-important de savoir distinguer celles qui, parmi les affections morbides du col, exigent l'usage des caustiques actifs, ce qui demande de la part du chirurgien beaucoup de sagacité pratique et beaucoup de prudence. Ainsi, après avoir établi en principe que toutes les maladies du col et du bassinet de la matrice qui ne guérissent pas après un certain laps de temps à l'aide des traitements général et local que l'expérience nous a signalés comme les plus utiles dans bon nombre de cas, guérissent ou se suspendent, ou s'améliorent sensiblement par l'emploi des caustiques puissants, il ne restait plus à Floret qu'à déterminer les circonstances qui légitiment une médication énergique, c'est à quoi sans doute il a visé en multipliant ses observations, qui, si, au point de vue thérapeutique, elles ont toutes la même signification, au point de vue du diagnostic elles tendent à bien définir la nature du mal par son extériorité. Il suffira donc d'enregistrer l'intitulé des observations pour faire connaître les différentes affections dans lesquelles Floret a cru convenable d'appliquer les cautérisations à durée indéterminée, et pour faire apprécier l'importance que ce chirurgien rattachait à la caractéristique séméïologique, d'après l'avis de Boerahave, qu'il est plus facile de traiter les maladies que de les connaître.

Il n'est pas probable que Floret ait épuisé l'énumération des formes morbides de la matrice qui sont guérissables par les caustiques. La vie d'un homme n'est pas assez longue pour se rencontrer dans toutes les variantes nosologiques d'un organe quel qu'il soit, et certes les nosographies, même les plus restreintes, sont loin d'être complètes.

Toutefois, sans rien préjuger au sujet de ce que les études nosologiques nous réservent, j'aime à reconnaître que le cadre que nous a légué Floret pourra être enrichi, mais ne saurait être refait. Peut-être s'est-il même trop préoccupé de quelques petites variantes accidentelles qui, sous un point de vue théorique, se laissent facilement ramener à une même dérivation. Mais il ne faut pas oublier qu'il s'agit d'un travail exclusivement pratique, et que Floret voulant s'entourer de toutes les précautions nécessaires, il n'est pas étonnant que l'exactitude l'ait entraîné à tracer des lignes que des considérations d'un tout autre ordre tendent à effacer.

Quoi qu'il en soit, voici le titre diagnostique des observations rédigées par Floret, que je crois pouvoir me dispenser de donner dans toute leur étendue :

12e Obs. Hypertrophie indurée du col tendant à la dégénérescence squirrheuse, ulcération d'un rouge foncé tapissant les alentours de l'orifice.

13e Obs. Engorgement induré avec tendance à la dégénération squirrheuse du col et du corps de la matrice.

14e Obs. Végétations implantées sur le col et dans la cavité de la matrice.

15e Obs. Végétations épithéliales.

16e Obs. Végétations polypiformes de la lèvre postérieure et de l'orifice du museau de tanche.

17e Obs. Végétations polypiformes implantées dans l'orifice de la matrice.

18e Obs. Végétations polypiformes du col reposant sur une base cancéreuse.

19e Obs. Fongus saignant s'étendant jusqu'à la trompe de Fallope.

20e Obs. Fongus saignant de toute la surface interne de l'utérus. Excroissances saignantes faisant issue par l'orifice du museau de tanche. Terminaison ou dégénérescence carcinomateuse.

21e Obs. Fongus saignant de la cavité de la matrice et du col, compliqué avec une affection syphilitique.

22e Obs. Fongus saignant avec hypertrophie du corps de l'utérus. Dégénérescence cancéreuse.

23e Obs. Fongus carcinomateux.

24e Obs. Hypertrophie et induration du col, avec antéversion. — Ablation du col jusqu'au cul-de-sac. — Guérison.

25e Obs. Cancer fongueux.

26e Obs. Cancer du corps induré et cancer rongeant du col de l'utérus. — Issue funeste.

27e Obs. Cancer de l'utérus, avec végétations fongueuses du col, d'un volume très-considérable.

28e Obs. Engorgement du col, prolapsus, catarrhe.

29e Obs. Prolapsus, hypertrophie et induration du col. — Antéversion.

30e Obs. Cancer du corps de la matrice et fongus du col.

31e Obs. Engorgement du col et catarrhe.

32e Obs. Cancer fongueux du col de l'utérus. — Amputation. — Insuccès.

33e Obs. Catarrhe utérin de nature syphilitique.

34e Obs. Champignon fongueux.

35e Obs. Métrorrhagies utérines, symptomatiques à une affection cancéreuse.

36e Obs. Cancer indolent de la matrice.

37e Obs. Cancer aigu : caroncules s'allongeant jusque dans le vagin.

38e Obs. Excroissances varriqueuses sur le col.

39e Obs. Engorgement du col avec ulcération de l'orifice. — Prolapsus et métrorrhagie.

40e Obs. Engorgement du corps et du col ; antéversion ; leucorrhée abondante.

41e Obs. Ulcère fongueux, saignant et douloureux de la surface interne de l'utérus ; orifice dilaté d'où sortent de nombreux grumeaux de sang.

42e Obs. Cancer indolent de toute la matrice ; hémorrhagies arrêtées deux fois par l'application de la pâte chlorurée.

NOTE

SUR LA

LIGATURE DES POLYPES DE MATRICE [1]

La ligature des polypes de l'utérus est encore aujourd'hui une opération où l'expérience et l'adresse des plus célèbres chirurgiens sont venues échouer contre des difficultés sans nombre.

Le lieu d'implantation, le volume, la forme du polype, telles sont les premières difficultés qui se rencontrent dans cette opération; elles seront facilement applanies par l'habileté de l'opérateur qui, ne se laissant pas guider par des règles invariables, suivra toujours l'inspiration du moment. Souvent c'est une tumeur énorme, apparaissant entre les lèvres de la vulve, dont le diagnostic est bien établi, mais dont on ne peut reconnaître le lieu d'implantation, et autour de laquelle il sera difficile de

(1) Cette note est insérée dans le numéro du mois de février 1844 du *Journal de médecine de Lyon* d'où nous l'extrayons.

faire manœuvrer des instruments. Quelquefois elle est implantée à la lèvre antérieure du museau de tanche, ou plus haut; présente en arrière une surface glissante sur laquelle on ne peut retenir la ligature, où le polype implanté en sens inverse nécessitera une manœuvre opposée; il peut se présenter aussi sous forme de cône, et c'est à la base qu'il faudra porter et retenir la ligature.

Mais d'autres difficultés se présentent encore, et celles-ci ne dépendent pas de l'habileté de l'opérateur, elles se trouvent dans l'imperfection des instruments à l'aide desquels il faut exécuter cette opération, longue pour l'opérateur et fatigante pour le malade, quelquefois funeste. Les accidents graves qui surviennent à sa suite doivent être attribués à la lenteur des manœuvres opératoires et aux lésions de l'utérus que les porte-nœuds peuvent produire. Ceux qui dépendent de la décomposition du polype et sont ou des métro-péritonites ou des fièvres adynamiques de résorbsion, viennent de l'imperfection du serre-nœud, qui n'amène pas sa chute assez promptement et permet aux fluides putrides le temps d'exercer des ravages. Le serre-nœud de

Bouchet, de Lyon, instrument si ingénieux et si facile à employer, opère la chute des plus volumineux polypes au troisième ou quatrième jour, et met entièrement à l'abri de ces accidents.

Il n'en est pas de même des porte-nœuds. Les instruments ingénieux de Dessault, dont on se sert encore aujourd'hui, dirigés même par des mains bien exercées, ne remplissent pas toutes les conditions pour opérer avec précision et promptitude. Par exemple, quand un polype est à gros pédicule, ou sessile, les porte-nœuds n'étant pas fixés, la ligature se dérange pendant que l'opérateur retire la canule pour pousser le constricteur, ou la pince à anneau ne s'ouvrant pas s'engage dans la ligature, la déplace, et quelquefois il faudra laisser l'instrument avec le serre-nœud pour ne pas recommencer l'opération.

La méthode qu'employait le docteur Bouchet, étaient déjà une modification avantageuse de celle de Dessault. Dans sa carrière si brillante, si courte pour l'humanité, et trop peu connue dans les fastes de la science, je lui ai vu faire un grand nombre de ligatures de polypes ; cette méthode était toujours couronnée de succès. Je m'en suis servi avec bonheur pour les opérations qui se sont présentées dans le cours de ma pratique.

Les porte-nœuds étaient une sonde droite dont une extrémité était terminée par une boucle, et l'autre par un petit anneau; une aiguille passait dans la sonde, traversait l'anneau par le milieu et s'y arrêtait par moyen d'un pas de vis. L'autre instrument était la pince de Dessault. Le fil était passé en double et retenu dans l'anneau du porte-nœud par l'aiguille; il était simplement passé dans la pince de Dessault, les deux chefs passés dans le chapelet étaient fixés au treuil du barillet.

Les deux porte-nœuds dirigés parallèlement sur le pédicule, un aide s'empare de la sonde à anneau, la tient fixée pendant que l'opérateur fait le tour du pédicule avec la pince de Dessault; les deux instruments étant réunis de nouveau, les grains du chapelet sont poussés et serrés par le barillet, et la ligature étant assujétie, on dégage seulement les porte-nœuds. La sonde à anneau abandonne facilement le fil, mais la pince de Dessault présente quelquefois les difficultés déjà signalées.

Cette méthode a cependant cet avantage sur celle de Dessault, que les porte-nœuds assurent la ligature pendant l'introduction du serre-nœud et qu'ils peuvent être retirés sans la déplacer. La sonde à anneau, qui a le grand avantage de quitter la ligature sans secousse, devait donc conduire sur la voie d'un instrument plus parfait. Elle a le défaut de ne pas laisser couler facilement le fil, et ne peut donc être employée à faire le tour du polype. Voici donc les conditions essentielles pour exécuter avec précision et promptitude cette opération.

Il faut que les porte-nœuds soient articulés, afin que les extrémités, armées de l'anse du fil, ne puissent se déranger pendant leur introduction, qu'ils puissent se séparer aisément pour faire le tour du polype, se fixer encore et affermir la ligature pendant qu'un aide poussera le serre-nœud ; enfin qu'ils puissent facilement laisser glisser le fil et le céder au serre-nœud. C'est d'après ces données que j'ai cherché, et c'est à l'assistance et au travail de l'ouvrier Camille, de Lyon, mécanicien aussi modeste qu'habile, que je dois les modifications heureuses apportées à ces instruments.

Ils se composent de deux sondes de 30 centimètres de longueur, l'une est droite et l'autre faiblement courbée ; elles sont terminées, à une extrémité, par un demi-anneau complété par une aiguille renfermée dans la sonde ; cette aiguille, poussée par une vis de rappel, au moyen d'un bouton qui forme l'autre extrémité de l'instrument, ferme et ouvre l'anneau dans lequel le fil est passé simplement ; les porte-nœuds abandonnent la ligature sans aucun obstacle. A 3 centimètres du pavillon, la sonde droite porte une fourche et, plus loin, un petit tube. La sonde courbe a, au même niveau, un petit cylindre qui entre dans ce tube ; par cette simple articulation, les deux sondes sont fixées parallèlement et leurs anneaux, armés de l'anse du fil, ne peuvent pas se déplacer ; ils ont cet avantage sur la boucle complète, que le fil est passé simplement, et ne gêne pas le jeu des instruments.

A la vue des instruments, le chirurgien comprendra sans difficulté la manière dont il faut les employer. Je vais cependant en faire l'indication pour ne laisser aucune hésitation à celui qui en fera l'essai.

Les porte-nœuds étant articulés, les anneaux seront fermés par l'aiguille, en tournant le bouton qui est l'extrémité supérieure; on passe dans les deux anneaux un fil de soie très-fort et d'un mètre de longueur; les deux extrémités de ce fil seront réunies à un fil ordinaire qui servira, par le moyen d'une aiguille, à passer la ligature dans les grains du chapelet et dans le trou pratiqué au treuil du barillet où il sera arrêté par un nœud.

L'appareil étant ainsi préparé, l'opérateur fera tenir le barillet par un aide; il prend les porte-nœuds dans la main gauche, place les fils parallèlement, engageant dans la fourche celui qui appartient à la sonde courbe pour le reconnaître plus tard; il les assujettit ainsi sur le petit doigt, comme les cordes d'un arc; il introduit alors les porte-nœuds, dirigés par l'indicateur de la main droite, jusque sur le pédicule du polype, les fils étant tournés en dedans; il s'empare du porte-nœud courbe avec la main droite, saisit en même temps le fil qui est engagé dans la fourche; il fait le tour du polype et, arrivé sur le porte-nœud droit qui a été fixé par un aide ou l'opérateur, il articule les deux instruments, s'empare des deux fils qu'il tire fortement en poussant l'instrument en haut pour affermir la ligature ; un aide fait alors avancer les grains du chapelet et les serre en tournant le barillet. Maintenant la ligature est assujettie et en tournant le bouton de gauche à droite, la boucle est ouverte, les porte-nœuds sont libres.

Cette description et la planche n° 3 où les instruments sont indiqués, suffisent pour faire sentir l'avantage de cette modification des porte-nœuds. Le chirurgien qui aura cerné habilement le pédicule d'un polype, ne sera plus retenu par un obstacle indépendant de son adresse et de son expérience.

J'ai fait exécuter le barillet de Bouchet sur une coquille du genre des olives ; les grains du chapelet sont en nacre ; il réunit ainsi l'élégance à la propreté. Cette dernière qualité n'est pas sans importance ; l'ivoire se laissant pénétrer par les liquides infects qui découlent du vagin pendant le séjour de l'instrument, jaunissait bientôt et conservait une odeur repoussante ; avec la substance d'une coquille l'instrument est à l'abri de toute altération.

Lorsqu'un polype prend son insertion dans le vagin ou sur le col utérin, et qu'à l'aide des doigts ou d'une pince à érigne on peut le saisir et l'abaisser facilement, je préfère même, dans ce cas, la ligature à la résection ; à l'aide des doigts, j'ai porté, à 6 centimètres dans le vagin, un ruban de fil sur un polype dont le pédicule avait une circonférence de 10 centimètres; la chute en a été opérée au quatrième jour.

Je pense que l'abaissement forcé de l'utérus peut occasionner, plus tard, des dérangements incurables. Il faut donc avoir recours aux porte-nœuds quand on recontre une trop grande résistance. Les praticiens qui ont adopté exclusivement la résection, ont été effrayés plutôt par les obstacles qu'ils peuvent rencontrer dans l'opération de la ligature que par l'hémorrhagie et les infirmités qui surviennent souvent à la suite de leur méthode opératoire.

FIN.

TABLE DES MATIÈRES.

FIN DE LA TABLE.

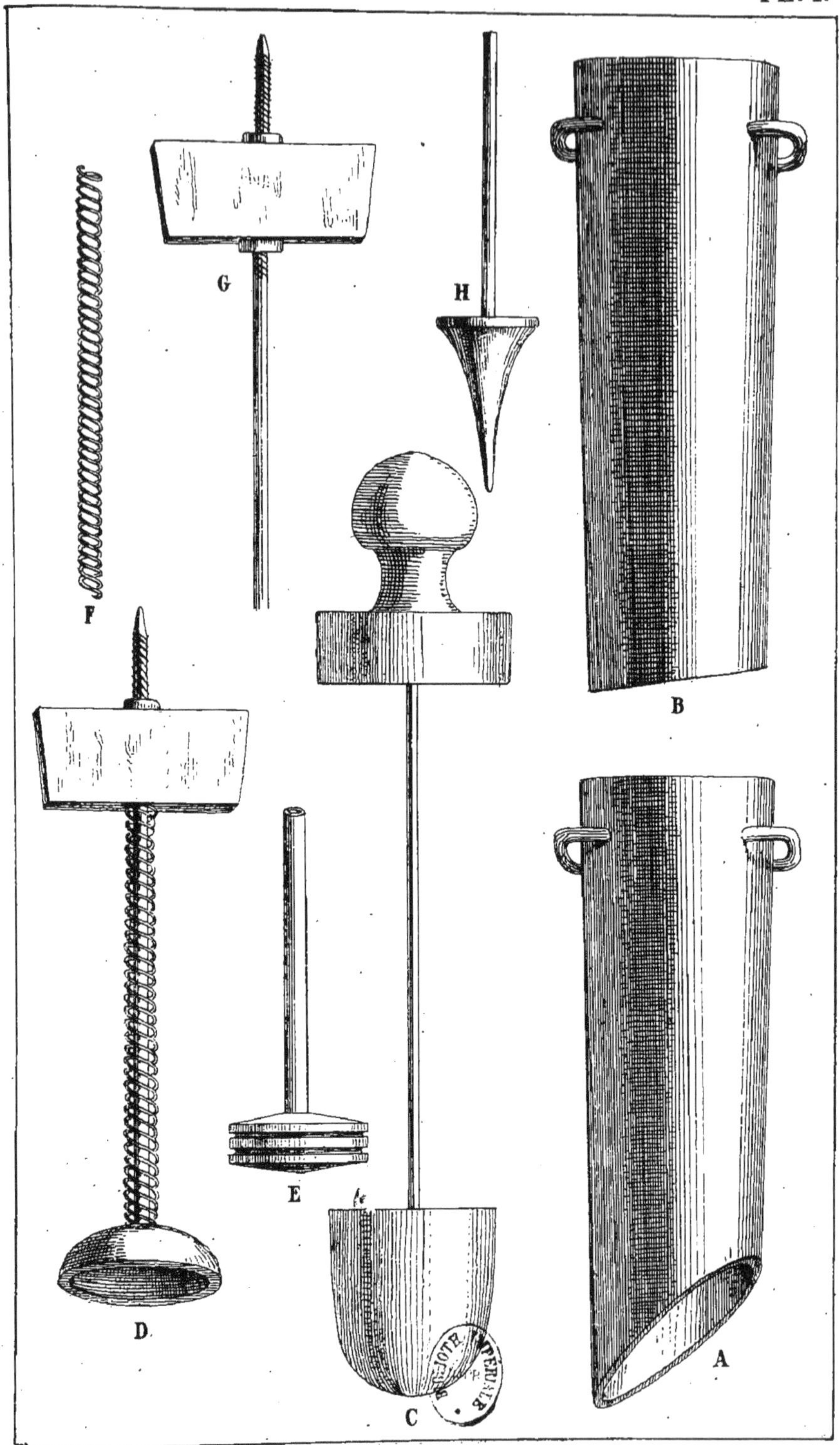

A. Speculum cylindrique taillé en biseau. — B. Speculum cylindrique. — C. Mandrin du Speculum. — D. Porte-Caustique à Cuvette creuse pour porter le Caustique de Vienne. — E. Porte-caustique en plateau pour la Pâte Chlorurée. F. Ressort en spirale. — G. Mandrin pour conduire le ressort. — H. Porte-caustique conique pour diriger la Pâte dans l'orifice utérin.

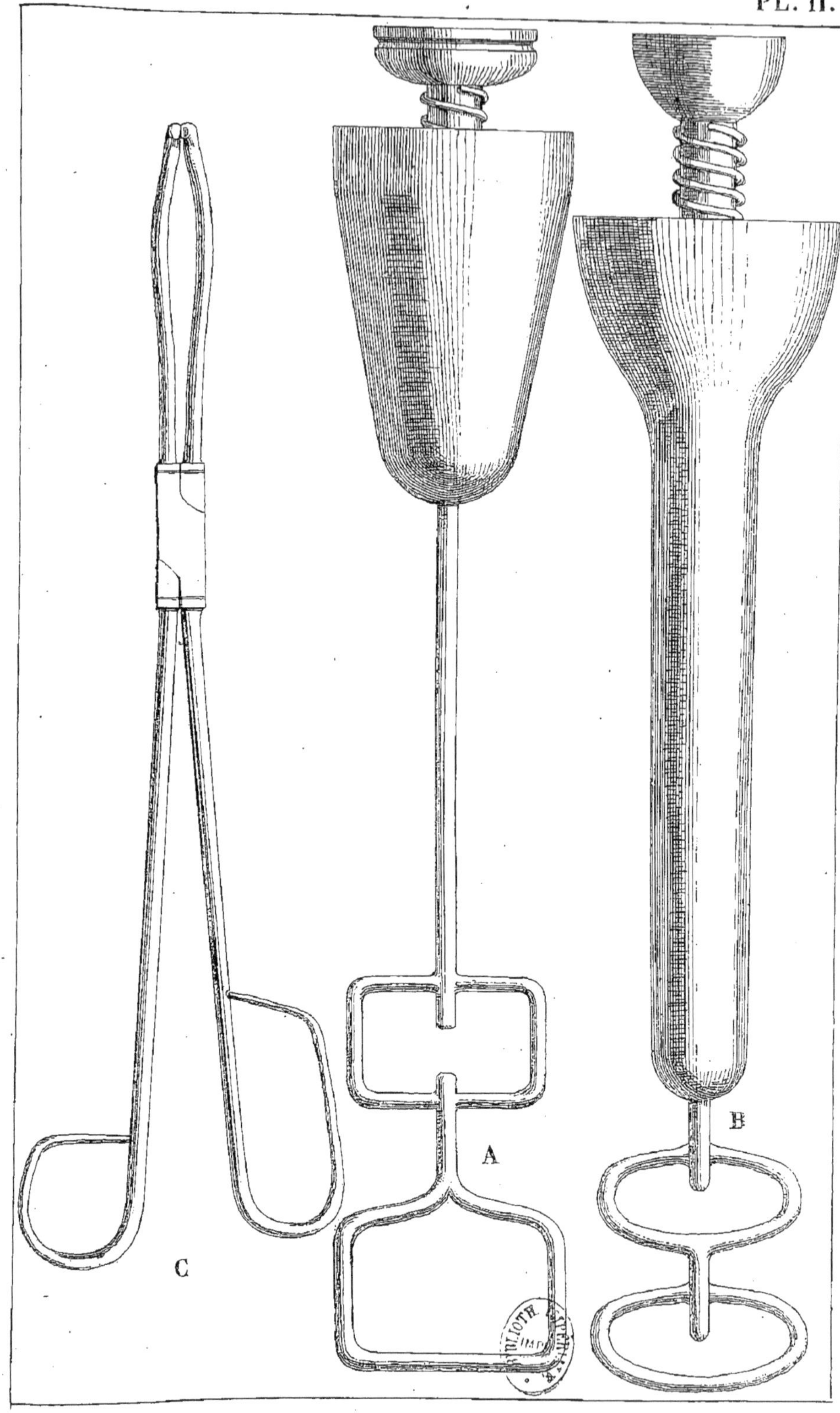

A. Porte-Caustique en Coupe renfermant une Cuvette à Ressort, pour substituer au Speculum à demeure. — **B.** Porte Caustique en Tube. — **C.** Pinces pour diriger le Porte-Caustique dans le Speculum.

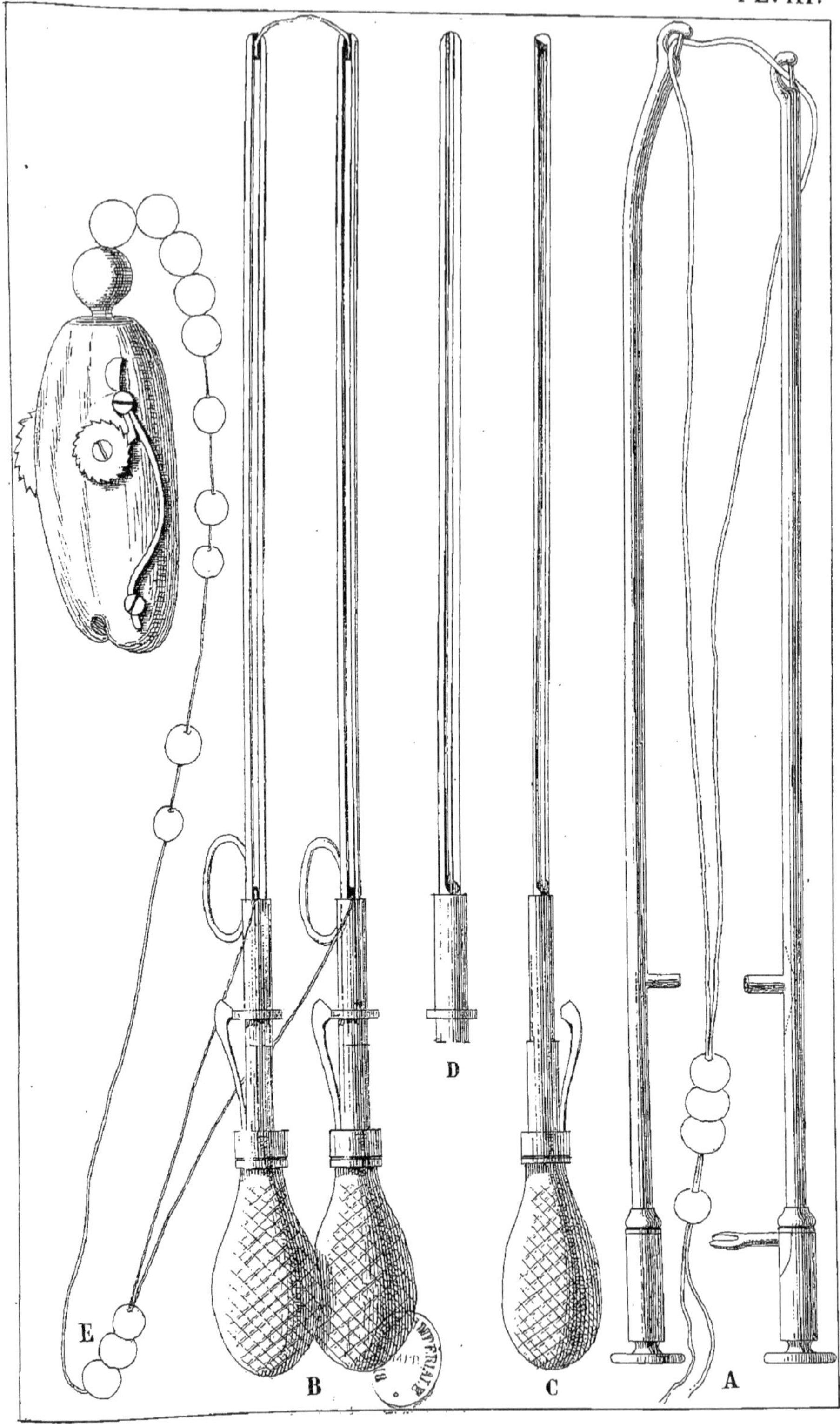

A. Porte-nœud à anneau mobile pouvant se fermer ou s'ouvrir au moyen d'une vis de rappel. — **B.** Porte-nœud renfermant le fil dans un tube. — **C** et **D.** Porte-nœud démonté. — **E.** Serre-nœud de Bouchet; Barillet, formé d'une coquille.

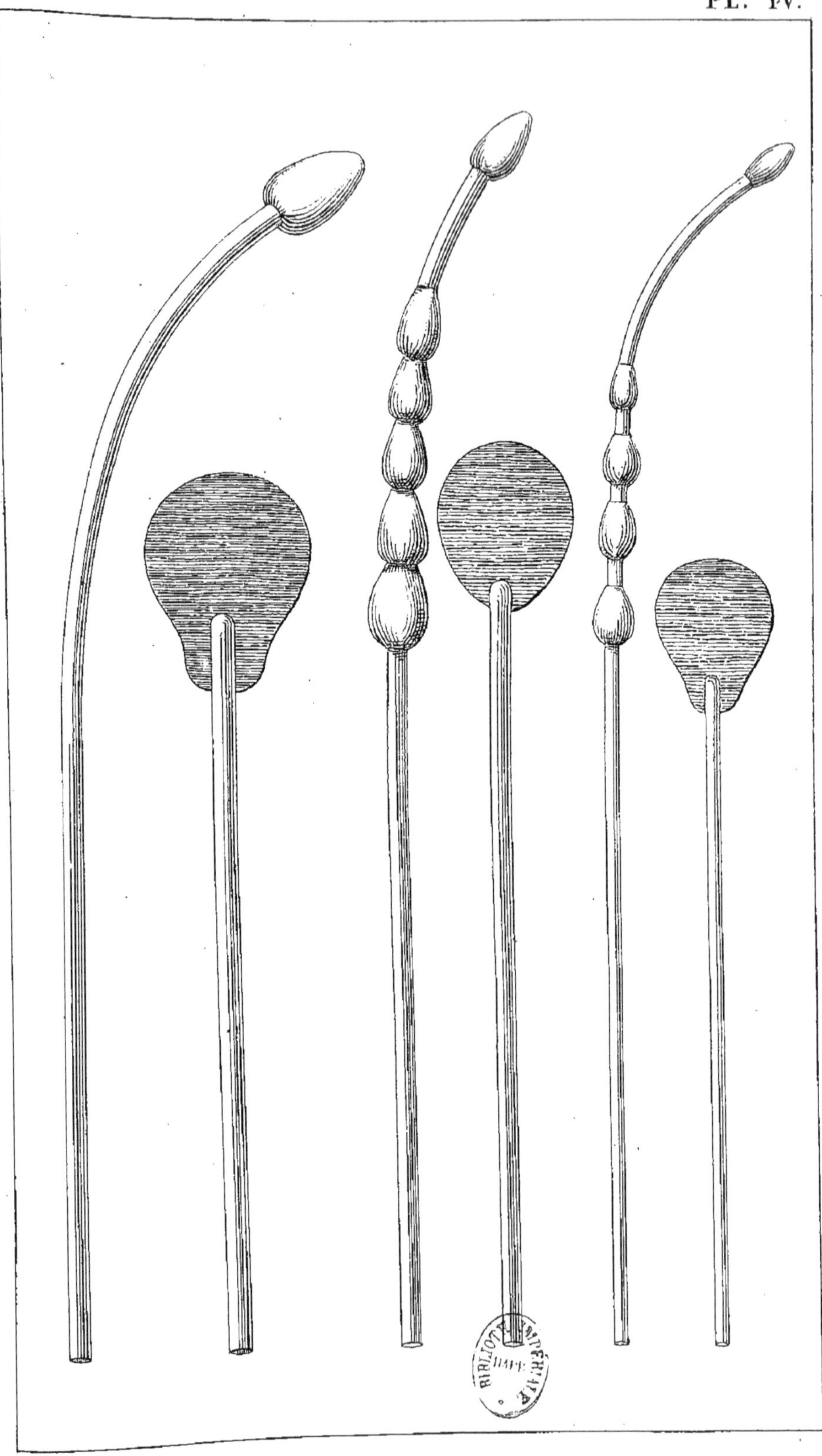

Imp. C. Bonnaviat, à Lyon.

www.ingramcontent.com/pod-product-compliance
Ingram Content Group UK Ltd.
Pitfield, Milton Keynes, MK11 3LW, UK
UKHW012211240726
13966UKWH00002B/702